中国食文化丛书
Food Culture Books Of China

健康饮食技巧

张仁庆 编著

中国社会出版社

图书在版编目（CIP）数据

健康饮食技巧 / 张仁庆编著．—北京：中国社会出版社，2014.7
ISBN 978－7－5087－4791－0

Ⅰ.①健…　Ⅱ.①张…　Ⅲ.①合理营养—基本知识　Ⅳ.①R151.4

中国版本图书馆 CIP 数据核字（2014）第 144454 号

书　　名：健康饮食技巧
编 著 者：张仁庆
责任编辑：毛健生
策划编辑：侯继刚　浦晓晶

出版发行：中国社会出版社　邮政编码：100032
通联方法：北京市西城区二龙路甲 33 号新龙大厦
电话：编辑部：（010）66082078
邮购部：（010）66060275
销售部：（010）66051698　传真：（010）66080880
（010）66080300　传真：（010）66051713
（010）66080360　传真：（010）66063678
网　　址：www. shcbs. com. cn
经　　销：各地新华书店

印刷装订：北京华创印务有限公司
开　　本：140mm×203mm　1/32
印　　张：4.375
字　　数：90 千字
版　　次：2014 年 7 月第 1 版
印　　次：2014 年 8 月第 1 次印刷
定　　价：8.00 元

张仁庆简历

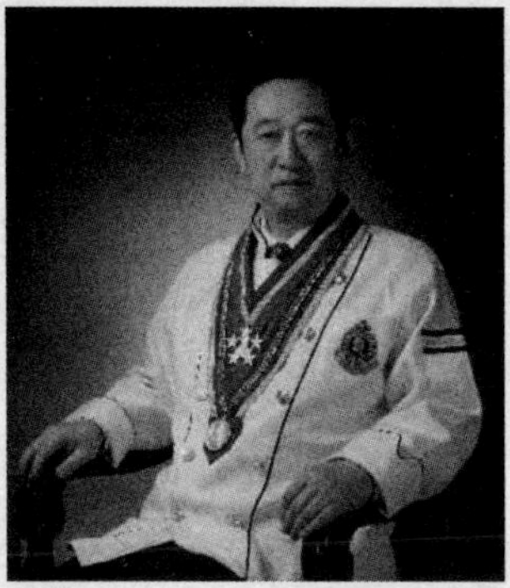

张仁庆，汉族，1955 年 3 月出生于山东烟台，经济法学硕士，现任北京奇山文化艺术交流中心总经理、中国食文化中心主任、中国人口文化促进会会员、国家级中式烹调评委、中国食文化丛书主编。

长期致力于中国食文化的研究和烹饪教学工作，先后主持编辑出版了《实用科技信息汇编》《中国名菜 30 例续编》《家庭烹饪》《调味与拌馅》《中国迷宗菜》《调味宝典》《中国名菜荟萃》《烟台家常菜谱》《中国名师菜典》等食文化的书刊 90 余本，并策划录制了《中国冷拼》《西点精萃》《鲁菜精选》《鸡尾酒的调制》《宫廷御膳》等 20 多部 VCD 和电视教学片。1993 年 6 月，北京电视台摄制的大型系列人物传记片《燕山儿女》，对其事迹作了专题报道。

内 容 提 要

今天，人们的饮食结构已由温饱型向营养型、享受型转变，对饮食标准质量的要求越来越高。为了适应这一变化，作者根据多年的教学经验和对食文化的研究成果，编写了此书，以满足广大烹饪爱好者的要求，以求提高专业厨师的技艺，推动烹饪事业的发展。

全书共介绍了烹调新技术、新配方、技术解难技巧200例，并配有220幅图片，是一本通俗易懂的科普读物。适合饭店、宾馆、酒楼、烹饪技工学校专业厨师阅读，同时也是提高家庭生活、丰富饮食生活的指导书和劳动致富的科技书。

目 录

第一章　植物原料

第二章　动物原料

第三章　工业食品

第四章　汤羹煲

第五章 面 点

第六章 科学调味

第七章　综合类

第八章　科学饮食新观念

第一章
植物原料

“五谷为养，五菜为充，五果为助。”植物性原料是食品中重要的部分。科学饮食，合理搭配，才能保证健康。

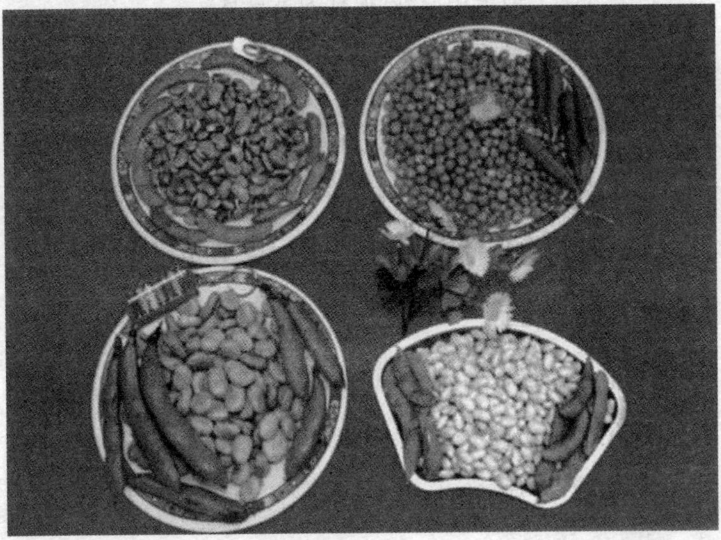

1.吃野菜讲究季节性

天然野生的可食蔬菜称为野菜。据统计，全国可食用的野菜有 300 多种，这些野菜分布在各地，其季节性很强。

一般立春到清明(2 月至 4 月初)宜吃荠菜、苦菜，清明到立夏(4 月至 5 月)吃香椿、蒲公英、刺嫩芽、榆钱、蕨菜、车前子、槐花(苦菜)、鱼腥草、东风菜、野蒜、野芫荽等，小满到立秋(6 月至 8 月)可吃马齿苋、黄花菜、百合、野山椒，立秋至小雪(9 月至 11 月)吃芦荟、仙人掌、萝卜缨、辣椒叶、洋姜、党参等。把握准季节，才能品尝到野菜的精华。

2.芦荟入菜

芦荟俗称百草之王，是药用价值、食用价值很高的野生植物。

芦荟入菜一般采用清炒、凉拌为常见食法。

普通芦荟适合清炒，日本木立芦荟适合生吃或生拌、凉拌。

3.凉拌芦荟

取芦荟 400 克，洗净在沸水中去生，去边刺，再切成丝，利用五味油(用五香调料炸制的调味油)加少量精盐拌匀即可。

4.生拌芦荟

(1)取木立芦荟 400 克，洗净去边刺，切成细丝。

(2)用白糖 100 克、陈醋 100 克、精盐 5 克，拌匀即可。微苦，清脆，有防病强身之功效。

5.清炒芦荟

(1)取芦荟300克，猪里脊肉100克，调料用精盐10克、味精3克、清香油20克、姜丝5克。

(2)将芦荟洗净，刮去边刺，切成细丝。

(3)猪肉切丝后用清水漂洗干净，加盐入味，用清香油炝锅，将肉煸熟，再投入芦荟炒到泛绿断生即可。

其色鲜嫩碧绿，清鲜微苦，通肺利便，清除体内垃圾。经常食用，能起到降低血压、血脂、血糖的作用。

6.仙人掌入菜

仙人掌是热带雨林中耐干旱的植物，含维生素等人体必需的营养成分，并且有软化血管、降低胆固醇、通肺利消化等食疗作用，是新开发的烹饪原料。

仙人掌种类较多，大体可分为可食用仙人掌和观赏仙人掌。

可食用仙人掌刺少，而且是独根，刺只生长在表面，并且块大、肥厚，其食用价值高。

观赏仙人掌叶片薄、刺多，并且簇状刺的根部扎在叶内很深，不易清除。

仙人掌可以生食或熟食，它的叶片大，肥而厚，取材率很高。

7.仙人掌炖豆腐

(1)取豆腐300克，仙人掌200克，清汤750克，姜、葱、精盐适量。

(2)将豆腐洗净,切成骰子块,放入砂锅内加清汤(鸡汤、排骨汤)煮沸,改微火。

(3)将仙人掌除刺,刮掉皮,挖一下刺根是否有残留刺针,清除干净,切成丁,投入砂锅内煮沸即可。一青二白、汁浓味醇、健身美容、百吃不厌。

8.冰糖仙人掌

(1)取仙人掌 500 克,冰糖 100 克,白醋 100 克,精盐 5 克。

(2)将仙人掌去刺、刮去表皮,清除刺根,切成细条。

(3)加调料拌匀,腌渍 2 小时,中间翻倒一次,用调味品调匀即可。

注意事项

1. 仙人掌去皮时,也可以先用开水烫一下,然后轻轻一刮即可,掀起一层塑料薄膜一样的老皮,再改刀,烹调即可。

2. 仙人掌做热菜时,最后下锅,去生即可。

3. 做馅时,因为它的黏度较大,所以很容易与其他原料结合。

9.槐花怎样分类

野生槐花。它花期短,变化快,主要可分作三类:

(1)花蕾期即含苞欲放期,这时的花质量好,可用于炒菜和拌馅。

(2)盛花期,可用于做槐花散,制作包子馅。

(3)凋谢期的落花瓣,这样的花适合储藏到无花时再用。

(4)营养成分，槐花为豆科植物。槐花每百克鲜品含水分78克，蛋白质3.1克，脂肪0.7克，碳水化合物15克，钙83毫克，磷69毫克，铁3.6毫克，胡萝卜素0.04毫克，维生素B_1 0.04毫克，维生素B_2 0.18毫克，尼克酸6.6毫克，维生素C 66毫克。

槐花性味甘凉，具有凉血、止血、清肝降火的功效。花内所含芦丁能增加毛细血管的韧性，治便血、痔血、尿血、血淋、崩漏、赤白痢、目赤、疮毒。并用于预防中风。

注意事项

脾胃虚寒者慎用。

10.槐花散的制作方法

取盛花期的槐花300克，玉米面200克，大枣20个。

(1)将槐花洗净。

(2)将洗净的槐花装入器皿，再洒上少量水，使湿润，倒入玉米面。

(3)将玉米面与槐花混合拌匀。

(4)将拌匀的槐花重新装盘。

(5)将大枣洗净，泡开，码在盘边点缀中心。

(6)装盘成形。

(7)将装码好的槐花用铁盘或瓷盘放入蒸锅内，蒸熟。一般开锅(见气)后，蒸15分钟即可。

(8)蒸熟后的槐花散，美味可口，是天然绿色食品。

注意事项

若妇女、儿童食用，可加少量的白糖。

11.槐花怎样拌馅

⑴选择鲜嫩的槐花或花蕾600克，韭菜200克，虾米15克，鸡蛋两个，葱、姜少许，精盐10克。

⑵将槐花洗净，装入器皿，用开水烫一下去生，去异味；韭菜切成末。

⑶鸡蛋磕碎、加入精盐，上火炒熟，将其他原料混合拌匀，滴上香油即可。此馅可用于包水饺、馅饼、锅贴、水煎包、素馅包子等。

注意事项

虾米已有盐分，注意少用盐。

12.槐花炒鸡蛋的制作方法

参阅前项，鸡蛋增加到4个，槐花200克，韭菜100克，虾皮15克，精盐5克，葱、姜少许，花生油15克，香油2克。将鸡蛋磕入盆中与原料混合，用花生油、葱、姜炝锅，炒熟即可。

13.槐花炒韭菜的制作方法

选用嫩花蕾，用开水烫后，韭菜切成寸段，加少量肉丝、虾皮清炒而成。口味鲜美，营养丰富。

14.槐花汤的制作方法

选用盛花期的槐花，可用西红柿、豌豆、海蛤肉、海米煮沸，再加槐花就制成了一份红、绿、白三色相间的海鲜野味汤。

15.枸杞子入菜

枸杞子也称红耳坠、枸奶子、地骨子。以宁夏、河北、甘肃、青海产者最好。中医认为其味甘、性平,可补肾益精,养肝明目。现在,枸杞子已被广泛用于菜肴烹制,如:枸杞肉丝、枸杞炖鸡、煨汤及烹制多种滋补药膳。

枸杞鞭花的制作

(1)先将枸杞泡发,牛鞭切成鞭花,用清水洗两遍。

(2)砂锅添入清汤,下牛鞭。煨至软烂后,调味并下枸杞、党参。

(3)分盛于炖盅中,即可上桌。

16.香椿的妙用

香椿是香椿树上早春采集的嫩芽叶,其营养丰富、味道鲜美、食用方法多,既可做热菜、汤菜,又可做凉菜,或腌渍生吃,很受人们喜爱。例如:将整根的香椿加精盐轻揉,挂上蛋清面糊,炸熟就是香椿鱼,又称炸椿鱼。用香椿和韭菜制作的春卷,口味更鲜美。

椿汁狗肉

将腌渍香椿的汤汁拌熟狗肉,口味鲜美,百吃不厌。腌香椿要选用鲜嫩的香椿,洗净,晾去外表的水分。撒上食盐,揉捏成团,密封储藏 24 小时,即可食用。所产生的汤汁,是极好的调味品,切不可倒掉。

17.豆芽香椿

(1)选用好黄豆泡发至出嫩芽,用五香调料水煮熟。

(2)香椿用开水烫一下,变绿,去生,切成末,加香油、葱花拌匀即可。

18.荷叶食用价值高

荷叶虽然不能像其他野菜一样直接食用,但是其食用价值也很高,主要用途有:

(1)煮粥:将整叶洗净,放到粥里煮;

(2)制作叫花子鸡:用荷叶将鸡裹起,烧烤熟后味道鲜美;

(3)用荷叶包肉、包鱼,能保鲜、增香;

(4)荷花可以装饰码盘,烘托气氛。

19.荷叶的选择

用于煮粥、包叫花子鸡和鱼、肉时,要选择完整无损的叶;用于做茶饮品时需采集嫩叶。

20.荷叶茶的制作方法

选择鲜嫩的荷叶,洗净切成细条,放到壶内加冰糖,用开水冲烫,焖1小时后饮用。祛暑降温。若用荷花制作,就称荷花茶。

21.雪里蕻的腌渍

雪里蕻是北方的越冬菜,一般在小雪季节采集,它被霜打以后叶子变红，又称雪里红或雪菜。味道鲜美，营养丰富。为了便于储藏，多采用腌渍法将其腌好再取料做菜。

其腌渍方法

(1)选用嫩绿的雪里蕻晾晒一天，再加盐腌渍。腌24小时后，翻倒一次，再腌12小时。捞出，留汤汁。

(2)将汤汁加五香调料、鱼露煮沸，晾凉再放入坛中重新腌渍24小时，即可食用。

22.快速腌渍法

将雪里蕻切成细末，拌上食盐、用手揉搓，待杀出菜汁时，装入罐头瓶或其他玻璃器皿中，密封储藏，随吃随用。

23.豆芽雪里蕻

(1)将黄豆催生泡发至出芽，用五香调料水煮熟，捞出待用。

(2)将雪里蕻切成细末，用香油炝锅炒熟即可。

24.肉末雪里蕻

(1)瘦肉100克，腌制雪里蕻300克，花生油15克，红尖椒1个。

(2)瘦肉制成肉末，煸炒，出香味时加入红尖椒，再倒入切碎的雪里蕻，炒熟、淋香油出锅即可。

注意事项

雪里蕻做菜不需要另加盐和味精，利用腌时的盐分和天然鲜味即可。

25.糖醋蒜的制作

⑴选择成熟、个儿大、整齐的青蒜(嫩蒜)。

⑵去两头,并洗净。

⑶将洗净的蒜头剥去1～2层老皮,这样既干净卫生,又节省腌制调料和时间。

⑷将洗净的蒜头放到清水中浸泡10小时,清除蒜臭等异味。

⑸按150头蒜计算,白醋1000克,蜂蜜500克,白糖150克,精盐20克。

⑹将蒜头沥干水分,码放在坛内,倒入调料密封腌渍。

⑺将腌渍的蒜坛子放到阴凉通风处,防止鼠害和昆虫侵入。

⑻一个月后,即可食用。

注意事项

1. 若没有蜂蜜,可适量地增加白糖;

2. 时间不到,最好不要开启坛盖。

26.黄瓜腌制法

⑴选择新鲜嫩绿的黄瓜10千克,盐3.75千克,18℃盐水300克。

⑵先将黄瓜进行挑选,较粗的放底部、细一点儿的放上层,从底部开始放一层黄瓜撒一层盐,掸咸汤少许。每天翻缸两次,扬汤散热,促使盐粒溶化。一星期后,每天翻缸一次。1个月后即可封缸储存。

注意事项:

腌缸置阴凉处,防止曝晒雨淋。

27.腌黄瓜器皿的选择

家庭腌黄瓜用量少,可选用泡菜坛子或豆腐乳坛子,腌渍嫩小的黄瓜妞,也可用空可乐瓶,很有趣味。至于饭店、食堂,则就需要大的腌菜缸了。

28.巧腌蒜茄子

蒜茄子的腌制方法如下:先将茄子洗净,用刀切成两半(不要切到头)放锅内蒸熟(别太烂)。然后把茄子拿出来,冷却。剁七八瓣。接着把茄子里外抹一层薄薄的精盐,再将蒜末放上,放进瓶子里,封紧瓶口。一个星期后,即可食用。

29.巧腌糠萝卜

糠萝卜不好吃,扔了又可惜,可将糠萝卜切成条晒干后放于阴凉处存放,吃时先把萝卜条泡 2~3 小时,待萝卜条膨胀后,加入酱油、盐、胡椒粉、香油、味精腌制即可食用。

30.巧腌香菜

将香菜洗净,用水泡一下,控干水;洗两个红尖辣椒和一条大白菜帮子(不要叶),切碎后用盐腌(稍咸点),并用手揉,使盐渗入。出水后,装入碗内放入冰箱,当天就可以吃。

31.食用腌菜前不宜久泡

人们往往喜欢食用腌菜前用水浸泡一段时间，使其泡发便于嚼碎和消化。但是浸泡时间不要太长(不要超过8小时)，而且最好用开水浸泡。因为腌菜在晒干过程中可能被大肠杆菌等细菌污染。如果用冷水浸泡时间过长，细菌又会繁殖，将腌菜中的硝酸盐分解成亚硝酸盐，而亚硝酸盐是一种致癌物质。

32.香脆瓜条的制作

日常生活中，西瓜皮、冬瓜、香瓜等都可以用来制作香脆瓜条。所使用的原料有：柠檬酸、白砂糖、葡萄糖等。其加工过程一般是：先除去瓜皮(香瓜可带皮制作)，瓜瓤切成4厘米长、1.5厘米宽的长条，经过焯水再糖渍，其口味酸甜、脆、香，一年四季都备受欢迎。

33.西瓜皮的利用之一

冬瓜、西葫芦、甜瓜、苦瓜，人们吃瓜吃的是哪部分？是瓜皮部分。而唯独西瓜，人们常规的是将瓤吃掉，将瓜皮扔掉，实际上西瓜最精华的部分在瓜皮上。利用瓜皮能制作出许多菜，并且味道很独特，用于凉拌、热炒、制馅均可。其方法是：将西瓜皮的外皮(表皮)除去，取内芯部分。

(1)将西瓜皮除去表皮，取内层部分切成瓜条。

(2)加上少量的白糖和精盐，将柠檬味型的口维可果味干粉包装剪开"锡纸包装"。

(3)倒入适量的柠檬粉，滴上少量的陈醋。

(4)将原料与调料拌匀。

(5)将拌匀的瓜条腌渍两小时即可食用。若营业性餐厅，可用不锈钢桶制作，放到冰箱内冷藏保鲜。可食用2～5天。

34.西瓜皮的利用之二

(1)肉丝炒瓜皮

先将瓜皮切丝，加盐腌10分钟后挤出水，然后把瓜皮丝和肉丝放锅中炒熟，撒上白糖和味精即可。

(2)西瓜干

先将瓜皮切成薄片，晒干收藏，食用时可以肉或鱼做配料混合，红烧、爆炒均可。

35.冬瓜制金瓜条

冬瓜制金瓜条与用西瓜皮做柠檬瓜条做法基本相同。只是冬瓜需要焯水，过凉，并用白醋、白糖增加其甜度。

36.巧吃冬瓜皮

冬瓜皮扔掉很可惜，现介绍一种巧吃方法。

将冬瓜上的绒毛和白霜洗掉，然后削下冬瓜皮切成细丝，加葱花、姜丝和肉丝、小辣椒一起煸炒，起锅前再加点盐、醋、香油和味精。此菜吃起来酸辣脆香，味道很好。

37.巧做西瓜酱

先将黄豆泡涨后，煮熟。控去水分后，滚上白面，放在案板上摊平(约半寸厚)，上面用向日葵叶盖好，放在屋内不透风处。约一周后黄豆表面长满黄绿色的菌毛。轻轻搓去豆粒表面的粉面，即可用来制酱。

按1斤豆3两盐的比例，将它们倒入罐中，再加进西瓜瓤（黄豆和瓜瓤比例是1∶3，瓜瓤不要弄碎，瓜子也不要掏出）及装有花椒大料的口袋、生姜丝，用干净筷子搅拌均匀，罐口用塑料布封严，放在阳光下曝晒，每天打开搅拌一次，大约经过一个月时间，鲜美可口的西瓜酱就做好了。其吃法与面酱、黄酱相同。

38.巧制辣椒糊

秋后辣椒大量上市，挑些红透了的辣椒，洗净，用切碎机或家庭手摇绞肉机绞成糊状，同时将少许姜片一齐绞碎，放些盐，拌匀，装入罐头瓶中，三五天即可食用。放在冰箱中，可随吃随取。

39.巧做芹菜叶

挑选新鲜芹菜嫩叶洗净，放入锅内开水煮3～4分钟，捞出放入冷水中浸泡1小时，再捞出稍加挤水，切碎；把鸡蛋摊成薄皮，切成条放入芹菜叶中。加盐、葱、姜、香油、味精等调料，拌匀后即可食用。若加点辣椒油则味更美。

40.巧做土豆菜

土豆蘸酱的做法

土豆蘸酱是一种传统的农家食用方法。土豆不用切、不用削，蒸烂后去皮直接上桌。用筷子捅开后，蘸炸酱即可食用。香糯可口，风味独特。

41.巧做土豆馅

用土豆做馅在我国西北地区比较流行，是一种风味小吃。做法是将土豆切成小丁，加五香面、盐、味精、香油、小葱粒、油调拌后煸炒，用于包制水饺或包子即可。

42.巧做土豆沙拉

⑴土豆蒸烂去皮，绞成泥，加盐、味精、白糖拌匀。

⑵香肠、苹果、嫩黄瓜切丁，加蒸蛋糕丁一起放在土豆泥上。

⑶将成品沙拉酱挤上，拌匀即成。

43.巧烹胡萝卜

胡萝卜富含营养，但做熟后有股特有的甜味，使很多人不爱吃。如果将胡萝卜丝先用盐渍后用水洗过，然后再加盐、味精翻炒，这样炒出来的胡萝卜那种特有的甜味就吃不出来了。

44.巧做朝鲜辣白菜

圆白菜洗净，切成较宽的长条，撒上细盐、姜末、蒜末和辣椒面。姜末要少，蒜末要多些，辣椒面适量。如无辣椒面，可用辣椒糊代替。最后，浇上适量白醋，加以搅拌即成。若加入黄瓜条、梨丝，不仅颜色好看，吃起来更加清香爽口。

45.巧制番薯叶

选择新鲜嫩绿的番薯叶洗净，两面沾匀面粉，放开水锅中蒸熟，用蒜泥或面酱蘸食，别具风味。

46.需要剥皮的原料

与生姜相似，食根部分的烹调原料，需要剥皮、刮皮方能食用的原料有：土豆（山药蛋、马铃薯）、白薯（红薯、地瓜）、山芋（魔芋、芋头）、山药（淮山药）、藕、芦笋、竹笋、大蒜、大葱、马蹄（荸荠）等。

47.花生米去皮法

先把花生米用开水烫泡 4 分钟后捞出，沥干水分，再入五六成热的油中炸透，捞出，沥尽油，让其自然冷却。待冷却后用手轻轻一捻，皮就自动脱落。

48.莲子去皮技巧

将莲子倒入滚沸的开水中加食碱拌匀，盖上锅盖焖一会儿，然后用漏勺反复推擦，直到水变浑，这样莲子皮就会自然脱落。也可将焖过的莲子倒出来，用力揉搓，即可去除莲子皮。

49.核桃去皮技巧

将核桃用旺火蒸 12 分钟后取出，放入凉水里浸泡 4 分钟后捞出，再将核桃仁在开水中烫 3 分钟，用手轻轻一捻，皮即自然脱落。

50.大蒜去皮法

将大蒜头竖直放在菜板上，用菜刀垂直拍下，令蒜瓣分离，最后用大拇指和食指捏住蒜的顶端，轻轻一挤，蒜肉就自动脱落。

51.蚕豆去皮法

将蚕豆加入少量食碱，再倒入滚烫的开水中焖约 1～2 分钟。取出蚕豆后，即可剥掉外皮。剥好皮的蚕豆要用凉水洗净，以去除碱味。

52.西红柿去皮法

西红柿是营养丰富、四季皆有、生熟皆可、宜果宜菜的蔬菜。它颜色美观，红润光滑，但多数人对其外皮潜在的有害物质认识不足。它在生长期内，为了防止病虫害，菜农要打多遍药水；有时为了催红，还要往果实上挂“耐氨酸”催红素。这样，它的外皮表面就残留了很多有害物质，最好的方法就是将外皮剥掉，再烹调或生拌。

操作方法

(1)将西红柿洗净，放到大碗或盆中，用开水烫一下。

(2)烫后的外表绷紧并与果实脱离，轻轻一撕就可将皮剥去，可以直接食用。

53.生姜去皮法

生姜是重要调味品，生长在泥土里，时间较长。土杂肥、人的粪尿等有机肥料是作物喜欢的肥料，有利于作物的生长。但是土壤中的细菌、农药等残留物必然残留在姜皮上造成污染，就是表面嫩白的鲜姜也不例外。因此食用前必须先剥掉姜皮。

其方法有三种：

(1)用瓶子盖轻刮。

(2)用带棱的筷子一头倒刮。

(3)用菜刀或果刀剔刮。

54.芹菜去筋

芹菜有降血压等食疗作用，其味道独特很受人们的喜爱。但是不论西芹还是本地芹菜茎秆部分都长有老筋，既影响食欲，又不利消化，因此烹调前必须去筋。方法是将芹菜根部劈开，揪住筋头，顺丝抽出。

55.板栗去壳技巧

先用刀子在板栗的外壳上交叉剞两刀，然后放入开水中浸泡几分钟，捞出，再放入凉水中浸泡，捞出后迅速将皮和肉分开。也可把生板栗从中间一剖两半，去壳后加开水浸泡，然后用筷子搅拌几下，板栗皮就会脱落。

56.豆类入菜

豆类含有丰富的植物蛋白，而且不含胆固醇，是深受欢迎的烹饪原料。但是部分豆类含有血红蛋白抑制酶、色角素等对人体有害的物质，如加热后很快即挥发。必须加热熟食的豆类有：大青豆、豌豆、黄豆、蚕豆、绿豆。

57.常用的豆类原料

常用烹调的豆类原料主要有：荷兰豆、豌豆、黄豆、蚕豆、大青豆、花生米、绿豆，这些豆类在各种菜点中都发挥着重要的作用，并且是绿色天然食品，对人体健康十分有利。

58.怎样泡发青豆不褪色

青豆又称绿茶豆。大青豆泡发得法则颜色碧绿、口感清脆、营养丰富，反之颜色泛白，软而无味。

将青豆拣除杂质、洗净，用温水泡发两小时后，将多余的水沥干，用湿布蒙着，放在温度 20℃左右的容器中，催芽发涨，两小时浸一次水后再盖好，约 12 小时，豆粒涨大一倍，豆芽欲出时即成。

锅内加葱、姜、八角等五香调料、精盐煮沸，倒入青豆不盖锅盖，开锅，离火晾凉即可。

59.黄豆及豆芽的发制

详见前法。见芽后，再换两次水，泡发 4 小时即可。

绿豆芽的加工

根据前面一、二例的方法，将豆皮用水冲洗干净，豆芽发到三寸长左右即可。掐去两头，称银芽，掐菜，可凉拌、炒肉丝等。

60.怎样做炒鸡瓜

炒鸡瓜是传统的鲁菜，是著名饭店蓬莱春的代表菜，它可以凉吃，也可以热食。

它不使用味精等调料，是绿色天然美味，清鲜可口，色泽美观。

主要原料有：青豆、黄瓜（咸黄瓜）、大海米、鸡肉丝，用香油和葱、姜爆锅，翻炒即成。

61.五香花生米的加工制作

五香花生米是常食的凉菜，制作得法口感香脆、颜色鲜艳、粒大饱满。相反则颜色黯淡、干瘪绵烂，有失风味。

花生米首先要用冷水泡透，洗一遍，然后放入有五香水的锅中煮约 5 分钟，再打掉上面浮沫，倒入不锈钢盆中，放凉后随用随取。

注意事项

不要提前捞出花生米，以防变色。

62.五香鲜花生的加工

⑴选择籽粒饱满、均匀个大的花生洗净。

⑵配上大葱、生姜、八角、花椒、小茴香、精盐、桂皮等调料。

⑶先将调料加适量的水（以能没过花生为宜）烧开，再投入花生，盖锅盖见气后再煮 30 分钟，掀锅盖，再泡 20 分钟即成。

注意事项

选用不锈钢锅或砂锅煮，白而鲜嫩。若用黑铁锅，煮熟后不及时掀锅盖，就会变黑，花生软绵无味。

63.巧做素烧肉

制作说明

(1)将500克冬瓜去皮、籽,切成6厘米见方的块,剞上十字花刀,用辣酱油涂上色,控干。

(2)炒锅内倒1000克花生油,六至七成热时下冬瓜块,炸至金黄色捞出(耗油200克)。

(3)净锅放入清水、糖、白醋烧开放入炸好的冬瓜块。收汁时,淋上香油。出锅皮面朝上,放于盘内即可。

风味特点:清香鲜美,似肉非肉。

64.母子相会的做法

制作方法

(1)把300克藕洗净切段,灌入洗好的江米50克,上锅煨熟,把50克通心莲子也煨熟;把10克金橘饼切成末。

(2)熟藕去皮,切成5毫米厚的圆片,旋转排放在大扣碗中,碗中空隙处放莲子,上撒金橘饼末和150克冰糖上笼用旺火蒸约半小时,取出倒扣在大盘中。

(3)将盘中的汤汁倒在锅里,加冰糖100克。烧开后,用15克水淀粉勾芡,淋上50克已融的奶油,浇在藕与莲子上。

风味特点:橘味浓郁,藕母莲子团聚。

65.萝卜丝糕的制作

自制萝卜丝糕是粗粮细做、花样翻新的一招。既好吃,又好看,也好做,你不妨一试。

制作说明

(1)选用优质白萝卜 500 克,胡萝卜 50 克,把它们洗净都擦成丝。

(2)调入玉米面 150 克,加适量精盐、花椒面、20 克水,掺好拌匀。

(3)蒸屉放一层布,平摊上调好玉米面的萝卜丝。中火蒸 20 分钟,即可出锅食用。

风味特点:消食顺气,营养丰富。

第二章
动物原料

“水生者为腥，食草者为膻，食肉者为臊。”古人将动物性原料根据其生活习性不同，概括出它们各产生的不同的异味。在烹调时必须先去掉异味，增加美味，丰富口味。

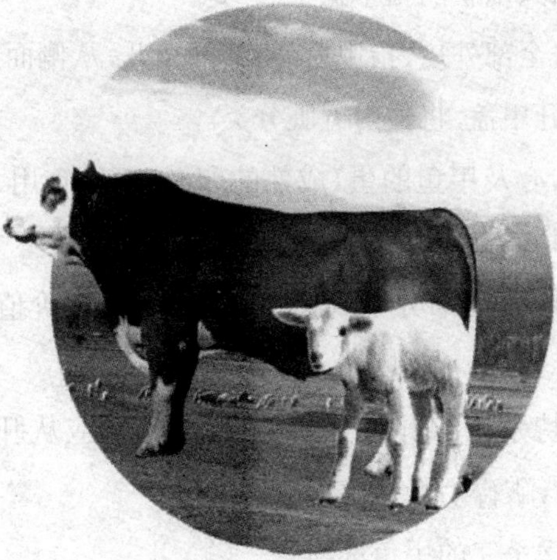

66.甲鱼的烹制过程

甲鱼味道鲜美，营养极为丰富，对老年人或病后恢复体力者尤为有益。但是，甲鱼长期生长在淡水的泥沙河流、池塘里，体内外有许多腥臭的东西，如果处理不当，就烹调不出鲜美的口味而影响食欲。为了使你解决这一难题，本书详细介绍一下甲鱼初加工的每一个步骤，以便掌握。

(1)将甲鱼仰面朝上，使其龟缩的龟头伸出体外。

(2)用手迅速压住其喉部，掐住喉咙，防止龟缩头。

(3)一手压住，一手持刀在龟脖处，割一道深度为脖子厚度的1/2的口子，不要割断，让血流出。

(4)将血放净，放到盆里，用开水烫，洗。

(5)烫后用刮刀刮去甲鱼的脂皮。

(6)将上部的所有脂皮从头至尾全部刮净。

(7)翻过来将肚底层脂皮刮净。

(8)将四只爪子的指甲扒下。

(9)剥去全部外皮、指甲后，将其翻个儿，从侧面用刀剖开。

(10)掀开甲盖，将体内五脏分类。

(11)肝、心及甲鱼的蛋(成熟的卵子)可以食用，肠子等有泥腥味，除掉。

(12)将可食用部分装到甲鱼体内，无食用价值的部分扔掉。

(13)要特别注意肝脏上的苦胆，分类时应从肝脏部位摘除，切勿碰破，破碎后会流出许多胆汁。

(14)将宰杀完的甲鱼洗净。

(15)配上调料，再加桂圆、枸杞、鹿茸、红尖椒、大枣等，红尖椒只能放一个，开锅后捡去。

(16)葱可以选用老葱或剪下葱胡子，这样炖的时间长，味更醇厚。调料配齐后，洗净下锅，炖煮。先用大火烧开，再改用微火炖。也可以加母鸡一起炖制，约一小时后，取汤加盐饮用。其余部分可连炖三至四次后食用。

(17)因为甲壳和鹿茸都很坚硬，俗称“抗大”，所以单独炖汤时可以改用能自动控温的小锅，这样炖的效果更好，中医称之为龟鳞汤。有很强的壮阳滋补、强身扶壮的功效。

(18)也可以用砂锅炖，不宜用铝锅或铜锅炖甲鱼。

(19)对性情猛烈至死挣扎的甲鱼，宰杀时让它咬住一根筷子。一人用手拉紧，一人用刀宰杀，以防被甲鱼咬伤。

67.挑除虾线技法

海虾是高档的烹调原料，其蛋白质、钙、钾的含量是其他原料无法代替的。但是它有一条虾线是它的消化、排泄道，烹调前应挑出。

虾线的位置在虾背的上方，又称在虾腰上侧，其方法是用刀顺虾腰剖开，露出虾线，用牙签将虾线挑出。

68.爆烤鸭子的制作

爆烤鸭子又称南市爆烤鸭，是一种时尚食品。在许多大城市，整只 38 元，半只 20 元的价格还供不应求。其制作方法是：

(1)选用上好的白条鸭，用美式炸鸡的调料卤水浸泡 10～15 小时。

(2)锅内置油或用电热炸鸡锅炸熟。

69.锅烧鸭子的制作技巧

(1)选用当年的母鸭一只,取其精肉。

(2)将鸭肉制成茸状,调味腌渍。

(3)挂糊煎熟,带荷叶饼、葱、酱上桌。

70.巧做鱼皮

(1)糖醋鱼皮

先将鱼皮切成6厘米长、2厘米宽的条,再用盐、味精、白糖腌制一会儿,接着用团粉裹匀后投入烧至五六成热的油锅中,分两次炸至金黄色,皮酥时捞出,沥油。最后,在锅内放入糖醋汁水,加姜末、蒜泥、水团粉烹制即可。

(2)椒盐鱼皮

将鱼皮切成长段后,均匀地裹一层水淀粉入油锅中炸至皮脆时捞出,沥油待用。再用微火将少许花椒焙干、研碎,加葱和盐与鱼皮反复炒拌后即成。

71.蒸鲍鱼的火候

鲍鱼是高档的烹饪原料,原料价格昂贵,在各种烹饪原料中居前位。不论是蚝油鲍鱼还是菊花鲍鱼等,都是蒸为第一道工序。此道工序是烹制鲍鱼的关键。

鲍鱼经清洗干净后,加鸡、肘子、火腿、葱、姜、料酒等,蒸8个小时左右。等鲍鱼软烂,味透形整,即可进行烹制。

72.生吃鱼片讲究多

生吃鱼片又称刺身，是从日本传授过来的吃法。基本要求：

⑴将鱼去皮去刺取精肉，切成薄片。

⑵先用柠檬汁滴洒，再用白醋涮一下。

⑶用辣根酱和陈醋调成沙司酱蘸食。

73.沼虾的食用

沼虾是生长在淡水江湖、河沟里的虾，头尾部分均含泥沙，只能食用中间虾腰段的精肉。其方法是用葱、姜、盐水将沼虾煮熟，捣姜汁兑醋为调料，将沼虾去头、尾，剥中间的精肉部分食用。

74.咸鱼的晾晒

咸鱼又称鱼干，一般是在5月1日以前选用春汛打捞的小杂鱼腌晒。超过此时间，海水温度高，陆地苍蝇多，不宜晾晒。晒干的咸鱼，装瓷坛密封保存，使其不返潮、不哈喇，能保持原有的风味。

75.炖咸鱼

咸鱼易保存、运输，四季皆宜，内陆地区也可销售。且其食法多样。现介绍炖咸鱼之法。

⑴先将咸鱼放到清水中渍泡两小时。

⑵上火烧开，撇去浮油和杂质。

(3)将大葱、生姜、枸杞做调料重新装锅炖1小时。

(4)将炖好的咸鱼装盘,撒上葱丝或香菜叶即可上桌。汁浓味醇,别具风味。

76.蒸咸鱼块

个儿大一点儿的鱼,可以切成麻将块蒸制。蒸前用刀切成标准统一的鱼块,剔去鱼刺、鱼骨蒸熟即可。此法适合高档饭店制作。

77. 整条蒸咸鱼

蒸咸鱼是农家渔民常用的烹调方式。主要有整条蒸和切块蒸。整条蒸一般选用个头较小的鱼。例如:小黄花鱼、红姑头鱼、偏口鱼等。

蒸咸鱼的调料主要是花生油、葱、姜。方法是将鱼洗净,加调料蒸制,时间与蒸馒头的时间相同,单独蒸不少于20分钟。

78.鲜鱼修尾法

烹制各种鱼菜要将尾部用刀修成燕尾形。这样既美观又整齐。

其方法很简单。将尾部左右各切一刀即可。

79.鱿鱼、章鱼去皮法

鱿鱼、章鱼、墨斗鱼等外皮是紫红色,并且有腥味,若将外皮剥去,其成菜口味鲜嫩,外表洁白美观。

方法是将新鲜的鱼从宽口处切齐,露出剖面,将皮分离出,撕去即可。

80.鲜鱿鱼剖开法

小鱿鱼沿海居民称其为笔管蛸，它和乌贼等鱼一样，都有一个圆状的斗。为了加工菜，首先将其从中间剖开。从腹部中线剖开，再清除头爪和肠子。先打花刀再切块，花刀要用剞刀法从里面剞到2/3的深度即可。

81.乌贼鱼去皮法

乌贼鱼又称乌鱼、墨斗鱼，肉厚而且很鲜美，处理得法，其菜肴美而鲜；若处理不当，将会影响菜品质量。用75℃热水烫一下，将变成红紫外皮扯去。

82.淡水鱼的初加工

(1)齐刀处将鱼头切下，鲤鱼在刀口的上方沿背有一条白色“臊线”，如同腰子的臊筋，应抽出。

(2)劈开鱼头，找出鱼云，将鱼头嘴朝上从中间劈开。

(3)取出鱼云用水洗净。鱼云是制作高档菜肴的原料。

(4)鱼鳃下的鳃刺，是鱼用来吸收浮游生物或植物的第二张嘴，也是藏污纳垢的地方。清洗时，必须将其掏净。

(5)剖开淡水鱼的腹腔，内有一层黑色隔膜，这层黑膜腥臭味极大，应撕去。

(6)修尾，不论大小鱼只要整鱼烹调均需修尾。

(7)修尾后的鲤鱼，美观而整齐。

(8)将宰洗好的淡水鱼用85℃的热水烫一下，去掉黏性异味，再正式烹调。

83.快速刮鳞法

做鲜鱼时，如：鲤鱼、鲫鱼等鱼鳞往往很难刮掉。在刮之前，可将鱼身抹上一些醋，过一两分钟再刮，鱼鳞就很容易刮掉。此外，醋还有去腥、易洗的作用。

84.煎鱼不粘锅的诀窍

⑴煎鱼时只要把锅刷干净，放火上烧得很热后再放油，等油热了再改用小火煎。

⑵鱼洗净后，必须将鱼身上的水擦净。

⑶先用姜片炝锅后再煎。

如注意以上几项，则煎出的鱼就没有破皮的现象了。

85.怎样烧鱼鱼不碎

⑴烧鱼之前，先将鱼下锅炸一下。如：烧鱼块，应裹一层薄薄的水淀粉，再下锅炸。炸时注意油温宜高不宜低。

⑵烧鱼时的火力不宜大，汤不宜多。以刚没过鱼为度，一旦汤烧开后，就要改用小火煨焖，汤浓放香时即可。

⑶煨焖过程中，要少翻动鱼。为防止巴锅，可将锅端起，轻轻晃动。

⑷切鱼块时，应顺鱼刺下刀，这样鱼块不易碎。如烧制黄鱼，不要剖腹，应用两根筷子从鱼嘴插入鱼腹，夹住肠肚后转搅数下，即可往外拽出肠子。

此外，烧鱼时应加些黄酒或醪糟汁去腥味，同时要加少量糖、醋提味。

86.鲤鱼拔“线”味道好

新鲜鲤鱼洗净，用刀在靠近鱼头处切入约半寸深，在鱼身部分的切面上，可看到一肉线头，用镊子将其夹住，慢慢拔出（肉线长度略短于鱼体长），此后再清蒸或红烧，味道好。

87.猪腰子去臊筋

猪腰子又称猪肾，是重要的烹调原料。处理得法，鲜嫩而美味可口；处理不当，则无法食用。

其方法

(1)撕去外皮的脂皮。

(2)脂皮又称隔膜，是原料中的废品，必须彻底清除干净。

(3)将腰子从中间横刀剖开。

(4)露出白色的分泌腺，这是将水分分解出营养成分和尿液的重要器官。俗称“臊筋”。

(5)将臊筋剔去。

(6)剔去臊筋后洗净待用。

88.怎样炒腰花鲜嫩又美观

将腰子改成麦穗花刀，用花椒水浸泡 20 分钟至半小时，再下锅烹炒。这样炒出的腰花脆嫩，又不向外溢血水。

89.瓷蛤去沙包

瓷蛤又称为刺蛤、刺子，其味道鲜美，营养丰富，但其体内有一沙囊又称沙包，若不处理会影响菜品质量。

处理的方法是将沙包用刀刮去。

其他贝类也有类似的结构，可以参照处理，或煮熟后，用原汁的汤水刷洗，再烹调。

90.鸡的尾尖切除法

鸡肉是常用的烹饪原料，因为它的肢体结构独特，因此在初加工处理时要特别注意鸡的尾尖的切除。此尾尖长在鸡屁股上方内侧，是鸡的淋巴结，又称淋巴腺。聚集了鸡体内的有害物质。因此，在烹调前必须切除，以确保鸡肉的美味和营养。

91.脆皮牛肉卷的制作

(1)将牛肉制馅，调味腌渍好。

(2)用大米饭(米脂纸)将牛肉裹起卷成条状。

(3)挂蛋糊炸熟。

炸出的牛肉卷外焦里嫩，口味鲜美。

92.巧做空心肉丸

先把猪肉剁成肉茸，加料酒、盐、味精、鸡蛋清打匀，再加入清汤和蛋黄一起搅稠待用。再将冻猪油做成小丸子，用肉泥包裹后，做成大小一致的肉丸子。最后，将锅内加清汤烧沸，放入肉丸子。加料酒、盐烧开，待肉丸子浮起、熟透，即可出锅。

93.巧做水晶肉

选带皮的五花三层上好猪肉，切成二寸长、一寸宽、二分厚的肉条，入水中焯一下，接着将肉放入水中加葱、姜、蒜、大料、口蘑、花椒、盐等佐料煮，先用旺火煮约半小时，再改用文火煨。待猪肉烂时，将肉连同汤一起倒入大碗内，放入冰箱内。吃时，将已凝固的肉和汁扣在盘子中，上边再撒上黄瓜、胡萝卜丝即可。

94.巧炖老鸡

炖老一点儿的鸡时，如果在锅内加一两把黄豆同炖，这样鸡不但烂熟得快，而且炖出来的鸡肉味道鲜美。

95.炖狗肉、牛肉的诀窍

炖牛肉时，在锅内加一小茶叶包，牛肉熟得快而且很快就烂了。

煮狗肉时，在锅中放几段 2～3cm 月季花枝段，狗肉熟得快。

96.巧做米粉肉

选肥瘦猪肉 1000 克切成薄片，米粉 500 克，放入适量酱油、盐、味精、葱、姜、半瓶啤酒，适量加点水，倒在一起拌匀，腌上 20 分钟，再用高压锅蒸，开锅后 20 分钟即可。

97.烹制火腿四种诀窍

(1)削去肉面

火腿经腌、压、晒、熏、吹等多道工序制成,加工存放时间长,肉面会产生一层发酵保护层,皮面有污垢。在烹制火腿时,如不先将肉面表层的发酵保护层仔细削去,烹制出来的火腿菜肴就会有异味或哈喇味,影响成菜的风味和质量。

(2)不用刺激性强的调味品

如用辣油、咖喱等麻辣调料烹制火腿,易遮盖火腿的本味。

(3)不用酱或酱油

酱和酱油易改变火腿原有风味,使其芳香味、鲜味丧失,口味加重,色泽变得黝黑难看。

(4)不干炒

火腿本身含水分少,若干炒,其鲜香味不易挥发出来,且会变得干硬,导致菜肴风味差,口感不佳。

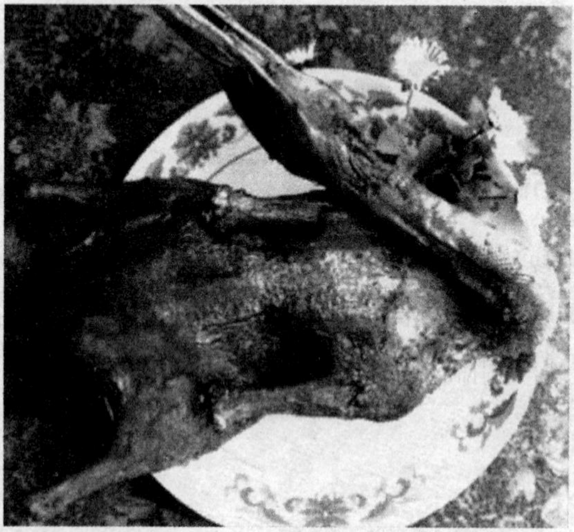

第三章 工业食品

工业食品是以食品原料为基础，经过工厂化生产，加工出的食品。其优势是保鲜时间长，容易运输储存，可以大批量生产，保证四季供应。

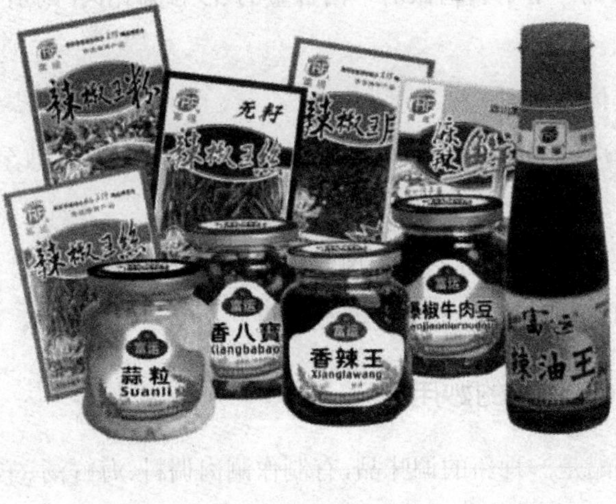

98.日本豆腐的妙用

新引进日本豆腐设备，制成的日本豆腐色泽金黄，质地细嫩，营养味美，可用于制作九转豆腐、南煎豆腐、金钱豆腐等。用酿馅的方法做的千岁爷豆腐、金玉满堂等菜肴，不仅口感丰富，而且美观高雅，成为高档宴会的佳肴美味。

(1)将日本豆腐切成2厘米厚的段，将中间挖空，放入水中稍泡一会儿。

(2)大虾仁洗净，从背部片一刀。用盐、味精、胡椒粉、猪油腌入味后，点缀上枸杞，装入日本豆腐中，上笼蒸透，浇原汁，摆于玻璃煲中。

(3)黑豆芽炒熟，装入中间即成。

99.午餐肉的妙用

午餐肉制菜主要以凉菜拼盘为主，现也可以做汤、制馅或做月饼馅。用午餐肉做的中西合璧的"沙拉菊花肉"则别有一番风味。

具体做法

(1)将午餐肉切成菱形块，拍淀粉、沾蛋液入锅中，煎至两面金黄色。

(2)用刀将煎好的午餐肉修整齐后，摆成菊花形。

(3)将沙拉酱挤在菊花心处即可。

100.红醋的妙用

红醋是一种新的调味品，有制作涮肉调料、海鲜汤、羊肉汤和配菜上桌等用处，特别是用它调拌辣椒酱、生吃鱼片更具风味。

101.冻粉泡发技巧

冻粉又称洋粉、琼脂，可用于凉拌菜的制作。如果用热水烫就会变形，变软，应用凉白开水泡发，10 分钟就既蓬松又洁白。

102.月饼炒馅香

用豆沙、枣泥馅制作月饼，应先将馅用花生油煸炒一下，出香味后再制作月饼，这样制作成的月饼香甜可口。

103.月饼刷色技巧

月饼从模具中扣出后，不能直接刷糖色或蛋液，要放到烤箱内烤制 5 分钟，外面结实、硬朗后再刷糖色或蛋液，这样花纹清晰，色泽明亮。

104.三色豆腐的应用

三色豆腐又称“三羊开泰”。主要利用猪血、白豆腐、日本豆腐组成。可做汤羹，也可做成扣肉。

(1)将白豆腐先蒸过。猪血洗净，片去上面一层。

(2)再把日本豆腐、猪血、白豆腐切成长短一致的条，一层层码摆于扣碗中。

(3)葱、姜、大料炝锅后，添入高汤，调好后倒入碗中。上笼蒸约 20 分钟，扣于盘中并浇明汁即成。

注意事项:

1. 调汤时要用鸡油。

2. 可用香菇、口蘑等填碗中,以增加其鲜味。

105.甜面酱的精加工

甜面酱经常用于做烤鸭、锅烧鸭、扒猪脸等的配料上桌,要想取得美味可口的甜面酱,必须将新购来的面酱加入白糖、味精、香油、少量水搅拌均匀,上火蒸熟后上桌,其酱的颜色红亮、味香。

106.蜜汁酱油配制法

将酱油、蜂蜜、生姜片、绍酒放入锅内烧开,小火略煮即成。

适用于煎、炸、烤等。

107.酸辣酱油勾兑技巧

将酱油、香醋、蒜仁、辣椒、绍兴酒放入锅内烧开、去渣,并加入味精、红油即成。

适用于菜肴调味及饺子味汁。

108.甜酸酱油配制法

将酱油、白糖、香醋、桂皮、葱姜汁、绍酒放锅内,烧开即成。

适用于肉类菜肴的调味。

109.巧调鱼香酱油

酱油、鱼露、绍酒、生姜、芹菜、红辣椒、葱放入锅内烧开、去渣，再加胡椒粉、味精、鸡精、香油调匀即成。

适用于荤素菜肴的调味。

110.麻辣酱油配制法

酱油、麻辣汁放锅内烧开加红油即成。

适用于荤素菜肴的调味。

111.五香酱油调制法

酱油、五香汁、味精、白糖放锅内烧开即成。适用于荤菜的调味。

112.巧配海味酱油

酱油、海味汁、绍兴酒、鸡精、胡椒粉、香油放锅内烧开即成。

适用于各类动物、植物性菜肴的调味。

113.陈皮酱油勾兑法

酱油、陈皮、芹菜汁、味精、鸡精、白糖放锅内烧开即成。

适用于动物性菜肴的调味。

114.菜香酱油配制法

将酱油、菜香汁、味精、鸡精、香油放锅内烧开即成。

适用于荤素菜肴的调味。

115.巧兑香菇酱油

将酱油、香菇、葱、姜汁、味精、鸡精、香油放锅内烧开即成。

适宜荤素菜肴的调味。

116.桂花酱油配制法

将酱油、桂花、葱、姜汁、碎冰糖、绍兴酒放入锅内烧开即成。

适用于烤、炸、煎等菜肴的调味。

117.自制糟香酱油

将酱油、香糟汁、绍兴酒、味精、鸡精、香油放锅内烧开即成。

宜于荤素菜肴的调味。

118.多味酱油配制法

将酱油、香醋、白糖、香辣汁、绍兴酒放锅烧开即成。

宜于炸熘、浸泡类菜肴的调味。

119.怪味酱油配制法

将酱油、豆腐乳、辣椒酱、香醋、白糖、香麻汁、香油放入锅内烧开即成。

宜于荤菜的调味。

120.虾皮酱油勾兑秘方

将酱油、虾皮汁、绍酒、味精、鸡精、胡椒粉、香油放锅内烧开即成。

适用于荤素菜肴的调味。

121.牡蛎酱油配制

将酱油、牡蛎汁、绍酒、味精、鸡精、香油、胡椒粉放锅内烧开即成。

适用于荤素菜肴的调味。

122.自制蒜香酱油

蒜仁榨汁加适量酱油搅成浆，再加入酱油搅拌均匀，去渣取汁，再加入花生油、味精、香油、胡椒粉调匀即成。

适用于荤素菜肴的调味。

123.火腿汁酱油勾兑技巧

将酱油、火腿汁、绍兴酒、味精、鸡精、胡椒粉放锅内烧开即成。

适用于荤素菜调味。

124.做菜放盐的学问

(1)先放盐的菜 如：做香酥鸡、鸭时，应在宰杀洗净后，用盐把鸡鸭表皮和内腔均匀搓一遍。这样做成的鸡鸭味道可口，酥烂透味。如烧整条鱼，炸鱼块时，先用适量的盐腌渍片刻，咸味能渗入肉内，并可防止鱼体松散。

(2)应在做菜中间放盐的菜 如：红烧肉、红烧鱼块等，须在焖前后再放入适量的盐和其他调味品及水等。用旺火煮一会儿，再用文火慢慢烧，这样做出的肉、鱼等味道更鲜美。

(3)应在出锅时放盐的菜 如：爆炒肉片、回锅肉、炒白菜、芹菜等，宜在全部焖炒透后再放盐。如果过早放盐，能使菜质老而难嚼。煨猪蹄、炖鸡鸭时，如过早放盐，不仅使肉难熟，而且还影响骨髓蛋白质、脂肪等成分的渗出。

125.巧制果茶

原料配方

胡萝卜450克、红果450克、白糖200克。

制作方法

(1)将胡萝卜、红果去皮，上火煮九成熟。

(2)晾凉后，连汤用食品加工器打成糊状。

(3)烧适量开水，倒入制好的成品略煮一会儿，放入冰箱冷藏后再饮，味道很美。

126.巧制奶味果茶

原料配方

脱脂酸奶400克、山楂50克、胡萝卜25克、番茄25克、白糖50克、水25克。

制作方法

(1)将山楂去蒂、核，胡萝卜和番茄切片一同放入水中煮沸。

(2)将白糖加入热水中溶解后，使其成为糖浆。

(3)将糖浆和混合果浆放入切碎机中绞碎后过滤，将滤汁慢慢地倒入酸奶中，搅拌均匀后即可。

127.巧制番茄果茶

原料配方

番茄200克、山楂300克、白糖240克、蜂蜜40克、水1200克。

制作方法

⑴将番茄在沸水里浸泡2分钟去皮，然后用切碎机打浆备用。

⑵将山楂加水煮沸，去除核蒂后用切碎机打成浆备用。

⑶将白糖加入热水中溶解后，用纱布过滤备用。

⑷将番茄酱、山楂酱、糖浆混合后加入蜂蜜搅拌均匀即成。

128.精制灰豆腐

豆腐具有丰富的营养。从汉朝发明了八公山豆腐至今，已有两千多年的历史，人们对豆腐的研究、利用也不断提高。灰豆腐就是一种独特的吃法。它是利用草木灰或炉灰的干燥性将豆腐内的水分迅速吸干，使其质地收紧、口感筋道。去掉异味后，美味适口。

具体制作方法

⑴先将豆腐用锅蒸一下，去掉多余的水分。

⑵灰豆腐使用的工具与步骤。

A．案板，用于将豆腐切成薄片；

B．干炉灰，用于吸干豆腐中的水分和异味；

C．筛子，将炉灰内的大块碴石筛出；

D．盛装豆腐的纸箱；

E．卫生纸或大黄纸，用于隔离和保持豆腐清洁。

(3)选用干净、刚掏出不久的炉灰。

(4)用筛子过滤去杂质、石块。

(5)铺一层餐巾纸，放一层豆腐。

(6)放一层豆腐再铺盖上一层餐巾纸或大黄纸。

(7)盖一层纸后，压一层2厘米厚的炉灰。

(8)全部装满纸箱后，顶层可以放一些没过筛的粗炉灰。

(9)三天后将纸箱的豆腐倒出。

(10)掀开黄纸，露出灰好的豆腐。

(11)豆腐被纸灰收紧了，纸和炉灰全潮湿了。

(12)将灰好的豆腐晾干，存放。使用时洗净，泡软，可做豆腐汤、双色豆腐、火锅等高档豆腐席。

注意事项：

1．灰豆腐必须在北方冬季气温在0℃以下制作。

2．若批量制作销售或饭店应用，则不必晾干，可直接食用，并且天天循环加工。

129.冻豆腐的制作方法

传统的冻豆腐是在冬季气温到0℃以下才能制作，现在有电冰箱，可以一年四季制作。将豆腐切成薄片或小块，直接速冻12小时即可。

第四章 汤羹煲

汤羹煲是以水烹的烹调方法而制作的食品，它的优点是将营养素充分地溶解在水中，便于人体消化吸收。炖、煮、蒸是烹调健康食品的良好途径，用水烹的方法烹制食品可以保持营养，减少污染，有利于消化吸收。

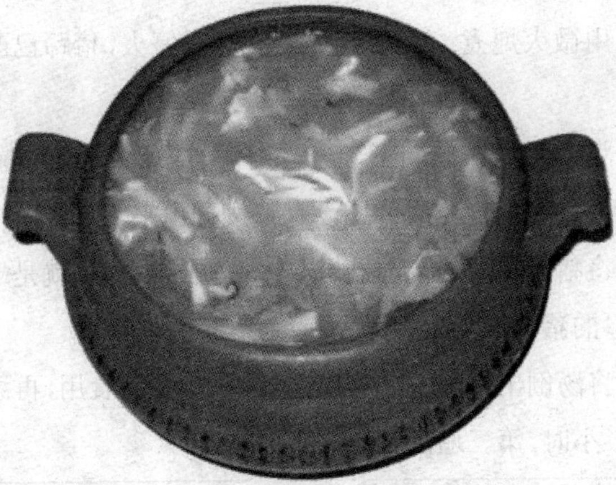

130.豆芽制汤鲜

吊汤时,加适量黄豆芽可增鲜,黄豆芽以短丝为宜。

传统的素菜烹制,多用黄豆芽熬汤,以取其鲜味。具体做法是:1 千克黄豆芽洗净加水 5 千克,加入葱段、姜片,大火烧开后,用慢火煨至汤色乳白即可。此汤除用于炒菜、烩菜外,还可做清汤丸子、福寿汤等素汤菜。

131.猪蹄炖烂法

猪蹄子又称猪手、猪爪。胶原蛋白含量高且营养丰富。制作得法,才能充分发挥其实用价值,提高利用效率。

(1)将猪蹄子刮净毛、清洗干净。

(2)锅内放清水,将猪蹄子煮沸,捞出。不能用凉水激,而是另用一个锅将五香调料放到锅内煮开,趁热将已煮沸的猪蹄放到此锅内,继续用猛火煮开,再改用小火(又称微火),煮一个半至两小时。

(3)用微火炖煮一个半至两个小时后停火,猪蹄已酥烂开花。

(4)将猪蹄筋和肉剥下,制作凉拌菜或炖菜食用。剥下的蹄骨不可丢掉,其营养成分还没有被发掘出来。

(5)将猪蹄骨洗净,放到砂锅内炖一个半小时,就是一份乳白色浓厚的猪蹄汤。

(6)将汤倒出,加香菜、豆腐、大白菜等煮熟食用,再添满水煮一个半小时,第三遍汤就出来了。

(7)第四遍汤的效果和浓度比头三遍的汤稀释得多了。

注意事项：

1. 此浓汁的猪蹄汤，不含胆固醇和脂肪，有强体美容之功效。

2. 适合中老年人饮用。

3. 冬季用煤火炉子炖，可节省燃料费，而且效果也特别好。

4. 每次炖煮的时间不能少于90分钟。

132.猪蹄汤的妙用

前面我们讲到了猪蹄汤的调味制作方法。此汤还可以用来直接煮馄饨或猪皮冻。

133.美味疙瘩汤的制作

疙瘩汤，是山东烟台沿海居民的家常饮食。因制作简单、用料合理、口味鲜美而备受欢迎，其制作方法如下：

(1)主要原料：白面、蛤肉、虾皮、豌豆等。

(2)制作营养型的，可加进枸杞子和木耳。

(3)将面倒在不锈钢盆内，用碗盛水，准备一把干净的炊帚。

(4)用炊帚蘸清水洒在干面粉上，水珠点出一个个面疙瘩，用筷子搅拌。

(5)反复地洒水，搅拌，其疙瘩就形成了。

(6)制好疙瘩后，将配料、调料下锅煮沸，将面疙瘩下入。

(7)用勺儿搅动煮沸。

(8)煮开锅后，再下入青豌豆。

(9)品尝定口味，滴入香油出锅。

(10)装汤盆子或小碗上桌。

(11)普通疙瘩汤比美味疙瘩汤，要营养得多。

134.三种疙瘩汤对比

普通疙瘩汤用鸡汤或骨头汤制作。

美味疙瘩汤用海鲜汤制作。

营养美味疙瘩汤加枸杞、木耳或牛鞭花。

135.绿豆汤的制作技巧

炎热的夏季喝一碗绿豆汤，既解渴充饥又降温防暑，是一道难得的自制饮料。怎样才能使绿豆汤达到理想的标准呢？

现将制作绿豆汤的技巧介绍如下：

(1)选用颗粒饱满的绿豆，拣去杂质，用清水洗净。

(2)放到锅内炒干，再改用微火炒至金黄色并出现香味。

(3)炒到火候后，晾凉备用。

(4)取一茶碗绿豆放到干净的锅内，添水煮沸 15 分钟，改用微火煮 30 分钟。

(5)煮到绿豆开花、汤色红润为标准。

(6)根据用量和饮食要求放糖和水，一般情况是 1∶10，即 500 克绿豆煮 5000 克水为宜。

注意事项：

1．炒锅要干净。

2．煮汤时，锅内不可带油渍等污物，用具必须干净。

136.冬瓜炖羊肉汤

羊肉、羊尾对人体有温补作用，特别适合中老年人食用，再加上冬瓜与其结合，就是一道风味独特、口味鲜美的菜肴。

原料配方

羊肉 750 克，冬瓜 500 克，葱、姜、香醋、盐、味精、料酒、大料、草果、胡椒适量。

具体做法

⑴羊肉剁成寸块，冬瓜切片或条。

⑵羊肉先焯一遍水，然后放锅中炖约 50 分钟，将冬瓜放入。再炖 15 分钟后调味，出锅前放入胡椒粉、香醋即可。

137.药膳鲤鱼汤

此汤是成都同仁堂提供的一款药膳。具有利水消肿之功效。应用于消解水肿、黄疸脚气、小便次数多等症。

具体做法

⑴大鲤鱼一尾(约 1000 克)，赤豆 50 克，陈皮 6 克，尖椒 6 克，草果 6 克，葱、姜、盐、胡椒粉、鸡汤、绿菜叶少许。

⑵将鱼洗净后，将配料塞入鱼腹。再把调料与鸡汤一起放入盆中，将鱼放入，上笼蒸 1～1.5 小时即可。其他蔬菜切丁、块入汤中。

138.鱼头上汤

制作说明：新鲜活鱼鱼头一个，去鳃洗净沥水后，上油锅煎至微黄，砂锅放清水下煎好的鱼头。100 克洗净的生花生米，生姜片 3 片，烧开后小火煲至花生熟，放点精盐、味精，点一点香油，鱼头汤即做好。

风味特点：鲜香可口，益智健脾。

139.西红柿炖老板鱼

(1)将西红柿去皮，剁碎，老板鱼切成麻将块。

(2)用清香油或花生油加葱、姜、料酒炝锅，倒入适量的清汤加少许精盐炖熟即可。

注意事项：

老板鱼为深水海产鱼，骨软无刺，味道鲜美，以秋天捕捞为最佳季节。口味美，营养足。

140.巧蒸鸡蛋羹

用温度在 85～90℃的热开水或热鲜米汤(营养更丰富)打鸡蛋羹，再加入少许盐和葱花，直接放凉水锅内蒸。开锅后，立即改用文火再蒸 15 分钟。鲜美细嫩的鸡蛋羹便蒸好了，而且蒸蛋羹的碗也好刷。

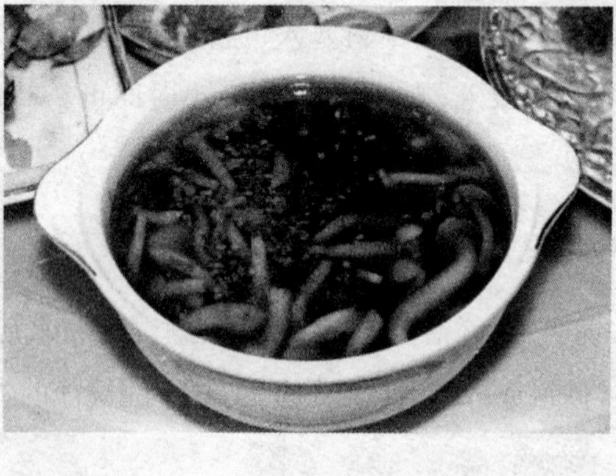

第五章 面点

面点是面食制品的统称，它主要有面粉制品和稻米制品，是人体中糖分供应的主要来源，也是热量的主要来源，根据现代饮食的观念，要适当掌握其饮食比重，不可摄入糖类过高的食品。

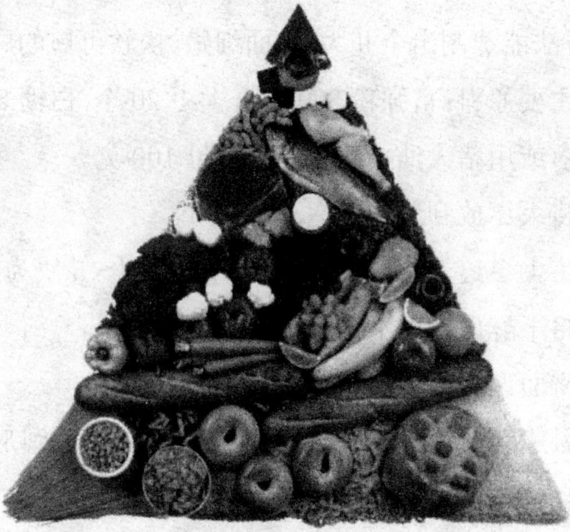

141.精制玉米片片的配方

玉米片片，又称玉米饼子、一面焦。山东文登等地称其为巴巴，是传统的家常面食。

配方如下：以5000克投料计算，细玉米面2500克，豆面750克，小米面750克，奶粉700克，白糖100克，鸡蛋150克，泡打粉50克。

142.精制玉米片片的技术要点

(1)将各种面粉搅拌均匀，用开水烫面，最好加泡打粉拌匀。

(2)面要稀软，和好面，根据气温情况放两至三小时，俗称“醒面”，然后再烙制，则松软可口。

143.大枣饽饽的制作方法

大枣饽饽是北方大部分地区过春节必须蒸制的面食，掌握其制作方法能蒸制出个儿大、皮面细嫩、松软可口的成品。

(1)主要原料：富强粉3000克，大枣20个，白糖500克，清油300克(或用猪大油400克)，干酵母100克。

(2)将大枣放到清水里泡洗30分钟。

(3)将大枣滚刀切成条状块，一个枣切4～5块为宜。

(4)将干酵母粉用水化开，加油、白糖和面。

(5)将面调和得略硬，发酵一小时左右。

(6)做成六个剂子，约500克一个，揉开，做成圆形，从中间开始挑眼插枣。

(7)再向四边分开各插两颗枣。

(8)挑枣眼,也称“挑鼻”。先将两大拇指并拢用指甲划两道痕,再用小拇指将枣眼挑开。

(9)将枣插齐,整形,放到温度 20℃左右处,发酵 15 分钟,装锅蒸 35 分钟,停火 10 分钟后再掀锅盖。

144.蒸馒头去酸法

面发酵时间稍长就会出现酸味,为了处理掉酸味,可以先用碱水揉面,用碱去酸(中和反应)。再晾一会儿,将碱味挥发掉,俗称“飞碱”。若急于下锅,碱没处理掉,怕馒头发黄,可在蒸锅水里放点醋,以酸解碱,使馒头增白味美。

145.金饼制作技巧

将大黄米面加少量白薯面混合烫好,拌均匀,揉成团,制成像水饺皮一样大的小饼皮,再包进枣泥馅,拍成饼状,用饼铛烙熟。味美香甜的金饼即成。

146.炸酱面

炸酱面配料有讲究。

吃炸酱面必须配汤和四种菜碟。春季使用香椿、虾米冲汤;夏季用黄瓜、海米冲汤;秋季用韭菜、葱花、海米冲汤;冬季用香菜、海米冲汤。四种菜碟根据时令配以韭菜、大葱、大蒜、青菜、萝卜、蒜、黄瓜等。

147.煮挂面的技巧

水温至 80℃时，将干面条下锅。龙须面煮一个开，宽粗条点一次水，再煮开。将锅离火，盖锅盖，利用水温的余热，将面条闷熟，这样既省火，又香软好吃。

148.精美面塑的制作

面塑用于婚庆或节日庆典制作。和面，配料详见大枣饽饽的制作。但是，需根据不同情况用食品色和面或出锅后点画，以保证鲜艳而不涂抹。

149.巧煮饺子

水开后加入少量食盐，将盐溶解后再下入饺子煮。这样水开后既不外溢，饺子又不会粘锅或连皮。待饺子煮熟后，先用笊篱把饺子捞入温水中浸一下，再装盘就不会粘在一起。

150.巧用剩米饭煮粥

如果用剩米饭煮粥，要先用水冲洗一下。这样煮出来的粥就不会发粘，就像用生米煮出来的粥一样好喝。

151.韭菜制馅防跑汤

将韭菜洗净，晾干切成细末，先加花生油搅拌，再加入鸡蛋拌匀。这样可封住菜汁外流(相当于动物的汗腺)，再拌入调料就不跑汤了。

注意事项：

一定先洗后切，拌馅时最后放盐。切不可将菜汁挤掉再拌馅，那样蔬菜的营养价值就彻底流失了。

茴香、芹菜等叶菜制馅均可参照此法。

152.巧制馅饼

不少人烙出的馅饼皮硬难咬，如在馅饼将熟时刷些油水混合液在饼的两面，稍焖片刻再出锅，烙出的馅饼既油汪汪又柔软。

153.巧制花生米白菜馅饺子

大家都爱用大白菜做馅包饺子，这里介绍别具风味的素白菜馅饺子的做法：

将 200 克五香花生米捣碎或擀碎成渣，放酱油、花椒水、葱末、姜末和味精、香油各适量搅拌后，置一小时入味，再放 500 克白菜馅、精盐、香油拌匀，即可按常法做饺子馅用。

154.怎样用高压锅贴饼子

玉米面兑进两三成黄豆粉，用温水和匀加上发酵粉少许再搅匀。一小时后，将高压锅烧热，锅底涂油。将饼子平放锅底用手按平，盖上锅盖加上阀。两三分钟后打开锅，在饼子空隙处倒些开水，水到饼子一半，盖上盖。约几分钟，听不到响声时取下阀。用小火，看水汽放完即可。饼子松软香甜，嘎渣儿黄脆而不硬。

155.羊肉锅贴

(1)羊肉制馅加葱花、花椒水、盐、味精、色拉油、香油、酱油搅成馅。

(2)平锅烧热,刷一遍油,将包好的锅贴摆于锅中。

(3)盖锅盖加热至锅贴将熟时,掀开锅盖倒入面糊水,迅速盖锅盖,听到锅中响声很小时,即可打开锅盖。刷一层油,将锅贴翻扣于盘中。

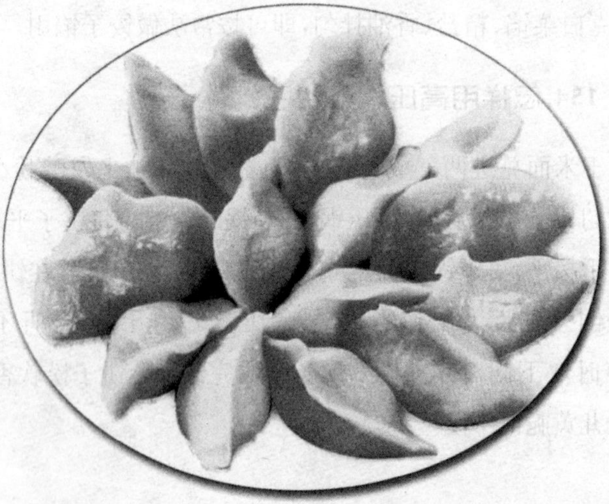

第六章
科学调味

味，是中国菜的灵魂，百菜百味，是中国菜的特点，调味是健康饮食的重要内容。许多调味品不仅有调味功效，而且还有很高的营养价值，在调味与营养完美的结合上，本书为你提供科学的依据。

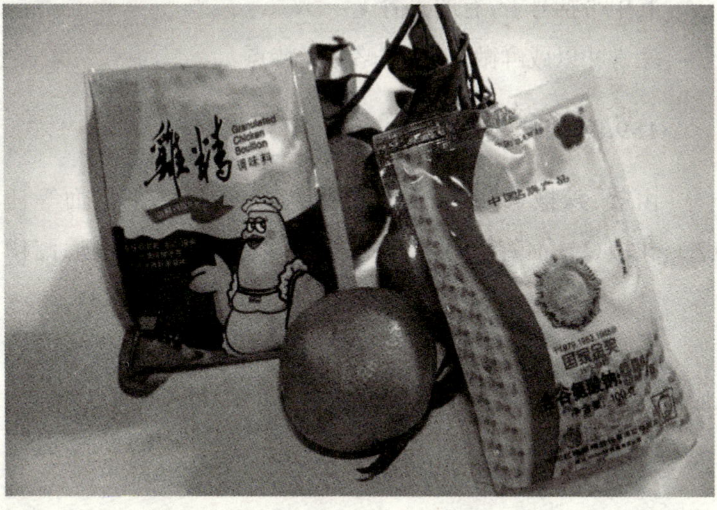

156.鱼香味型

由盐、酱油、糖、醋、泡红辣椒、葱、姜、蒜组成。

盐、糖、醋的比例:1∶2～2.5∶1.5～2。

其中包括酱油、泡红辣椒的盐分。

此味型的特点是咸甜酸辣适口,葱、姜、蒜的味较突出。

157.荔枝味型

由盐、酱油、糖、醋、葱、姜、蒜组成。

盐、糖、醋的比例:1∶3∶1.5～2。

其中葱、姜、蒜仅取其香味,不宜重。

158.家常味型

由盐、酱油、(醋)、豆瓣酱、(胡椒)、麻油、(青蒜)、(泡红辣椒)、(甜面酱、豆豉)等组成。

其中带括号者,有的菜肴无。

家常味以咸鲜微辣、回味略甜为特点。

159.麻辣味型

由盐、辣椒(郫县豆瓣、干辣椒、红油辣椒、辣椒面等任选)、花椒(粒、面等)、葱、麻油等组成。有的还略加白糖、醪糟等。

此味型以咸、辣、香为特色,含盐率较重,约为2%,糖的施加量,以提鲜为目的。

160.怪味型

由盐、酱油、辣椒油、花椒末、白糖、醋、芝麻面、麻油、姜末、蒜末、葱花等调制而成。

盐、糖、醋的比例：1∶1.9∶1.5～3.2。

其中咸味由盐和酱油合成。其实怪味并不怪，只是酸、甜、辣、咸、鲜、麻、香，各味皆有，在盐、糖、醋的比例上，要注意和谐，仅此而已。

161.红油味型

由酱油、辣椒油、白糖、麻油调制而成，有的加蒜泥。

盐、糖的比例：1∶0.3～0.7。

其中酱油的量，已折合成盐量。

该味型以咸、辣、香、鲜为特点，其中鲜味主要由原料的本鲜，佐以糖提鲜构成。其中辣味要比麻辣味型微轻，甜味可以比家常味略多一些。

162.酸辣味型

由盐、醋、胡椒、(泡菜)、(辣椒油)、(元红豆瓣)调制而成。

盐、醋的比例：1∶4～7。

盐 1　　醋 4～7

其中辣味只起辅助调味，辣味不能突出。味型特点为咸鲜酸辣味浓。

163.糊辣味型

由盐、酱油、醋、白糖、干红辣椒、花椒、葱、姜、蒜组成。

盐、糖、醋的比例:1∶2∶2。

盐(包括酱油)1　　糖 2　　醋 2

此味型的特点是在荔枝味型的基础上，加上干红辣椒(辣)、花椒(麻)而成。烹调开始时,要以热底油将干辣椒节、花椒粒炸香,出香味为好。

164.陈皮味型

由陈皮、盐、酱(醋)、糖、醪糟汁、花椒、干辣椒节、葱、姜、辣椒油、麻油调制而成。

其中糖的分量仅为提鲜,盐(包括酱油折合的盐)糖的比例为1∶0.3。醋的分量仅为适量,与糖的用量相当。

陈皮的用量不宜多,以免苦味突出。

此味型的特点是陈皮芳香,咸鲜麻辣味厚。

165.椒麻味型

由盐、酱油、花椒、葱花、醋、麻油组合而成。其中醋的用量甚微,小于盐。

此味型的特点为咸鲜、椒麻辛香味浓。

166.酱香味型

由盐、酱油、甜酱、麻油等调制而成。略加白糖以提鲜,加胡椒面、葱姜以增香。

此味型的特点是咸鲜、酱香浓郁。

167.姜汁味型

由盐、酱油、醋、姜汁、麻油组成。

此味型的风味要突出姜、醋，特点为咸鲜辛辣。

盐、醋、姜的比例：1∶5∶5～20。

168.蒜泥味型

由蒜泥、酱油、辣椒油、麻油调制而成。

本味型的特点是咸鲜微辣，蒜香味浓。

169.酱爆味型

由黄酱、白糖、植物油、姜汁组合而成。

主料、酱、糖、油的比例：10∶2∶1.6∶1。

此味型对油脂与酱的比例有所规定，若油多酱少，则调料汁包不住菜料，油少酱多则易煳锅。糖不可下得过早，要在主料即将熟时放糖，这样甜鲜味和光泽均好。此味型特点，咸甜香味浓。

170.葱酱味型

由生葱、甜面酱、麻油组合而成。

是作为烤鸭、锅烧肘子、清炸大肠、炸脂盖等菜肴的味碟出现。味型的特点为咸辣和微甜。

171.醋椒味型

由盐、醋、胡椒、麻油、葱丝、香菜段组成。

其特点为，酸辣香，开胃提神。

盐、醋、胡椒的比例：1∶10～30∶2。

172.葱香味型

由熟大葱、盐、酱油、鲜汤、香菜组成。根据烹调方法的不同，有葱扒（还须加鲜汤）、葱爆（还须加少许醋、胡椒粉、香油）、葱烧（还须加糖）等。

其中葱扒与葱烧的用葱量为主料的1/5，葱烧的用葱量为主料的2/5～4/5。

此味型的特点为咸鲜，葱香味突出。

173.蒜香味型

由盐、酱油、熟蒜为主要调料组成，根据菜肴的需要还可以加胡椒粉、白糖、葱姜、鲜汤等。

蒜可以为蒜末或蒜瓣，用底油炒香后，再加主料和其他调料烹调成为熟蒜，蒜的用量为主料的1/10。

此味型的特点为咸鲜、蒜香味浓。

174.鲜汤味型

以盐、清汤（或奶汤）组成。

味型的特点是醇香鲜美。

175.纯甜味型

由白糖(冰糖、蜂蜜)、桂花酱等组成。

其中带括号的,有的菜肴无。

此味型的特点是甜香或甜鲜。

176.咸酸味型

由盐、酱油、醋组成。特点为咸酸爽口。

177.腐乳味型

由红腐乳汁、酱油、盐、白糖、葱姜等组合而成,此味型腐乳香突出,色泽绛红诱人,味道咸鲜而浓郁。

178.酒香味型

啤酒味型:啤酒鸭块汤、啤酒鸡块、啤酒鸡翅等;

甜酒味型:酒酿蒸鲥鱼等。

179.芝麻味型

在咸鲜菜肴调料中加芝麻而组成，由此味型调制的菜肴芝麻香浓郁。

芝麻味型菜肴一般用炸制方法成菜，操作时要与主料附牢。

180.虾子味型

是在咸鲜味型的基础上再加虾子增鲜而成的一种味型，成品具有虾香浓郁的特点。

181.咖喱味型

由咖喱粉、面粉、洋葱粒、蒜末、盐等组成。

182.果汁味型(茄汁味型)

由番茄汁、鸡汁、白糖、盐调制而成。

183.西汁味型

由番茄、洋葱、胡萝卜、芹菜、香菜、蒜粒、猪骨或牛骨、番茄汁、果子汁、盐、食用色素等组成。

184.豉汁味型

由豆豉、生油、老油、白糖等组成。口味咸鲜,富有豉汁的醇香、甘美。

185.柱候味型

由大豆、面粉、白糖、芝麻油和猪肉熬炼的柱候酱,烹调而成。该酱呈褐色,咸中带甜,有浓郁香味。

186.柠檬汁味型

由柠檬汁、白糖、白醋、盐溶解后而成的柠汁。味酸甜,富柠檬酸香。多用于煎炸肉类菜肴的最后调味。

盐、糖、醋、柠檬汁的比例:1∶13∶17∶33

盐 1　　糖 13　　醋 17　　柠檬汁 33

187.椰奶味型

由椰汁、牛奶、盐或者再加上黄油、香叶等组成。此味型调制的菜肴,具有椰奶香味,如椰子盅、竹圆奶鸡等。

188.糖醋味型

由盐、糖、白醋(或醋精)、番茄汁(或番茄酱)、红油汁(即辣椒油)等混合而成,具有酸甜鲜香的特点,与其他菜系的糖醋味型稍不同。

189.卤水的配制方法

(1)红卤水(以1万克主料为计算单位)

配料:清水烧开5000克,酱油1000克,黄酒500克,冰糖750克,精盐100克,甘草15克,花椒25克,丁香25克,葱50克,生姜50克,大小茴香桂皮共30克。将各种原料装入布袋内扎好备用。

操作方法:将葱姜、大料放入油锅内炝锅,出香味后加入盐、料酒、酱油、糖和水。烧开后撇去浮沫,放入五香料袋,用文火煮1小时左右,卤水即成。

(2)白卤水

配料:清水5000克,盐200克,大小茴香、桂皮各25克,甘草50克,姜25克,花椒25克,绍酒500克。

操作方法:先将盐放入水中搅拌,再上火烧开,撇去浮沫倒出。去掉锅底泥沙杂质后,再倒回锅中。加入五香料袋、料酒,鲜姜拍破,与原料一同下锅,卤水即制成。

(3)一般卤水

配料：清水烧开5000克，精盐200克，草果50克，甘草50克，花椒25克，姜25克，大小茴香、桂皮少许，红曲米200克。

操作方法：将各种香料装入布袋扎好，放入开水锅中，红曲米另装一布袋扎好放入锅中，然后放入其他各种调料，用文火煮1小时即成一般卤水。

190.卤水的使用与保管

一般使用过的卤水含有丰富的可溶性蛋白质，使用次数越多，卤水味道越香醇。再加上不断地更换新的香料和调味品，所以卤汁保持的时间越久越好。这种长期保存而且反复使用的卤汁就是老卤。保管卤汁应做到三点：

(1)使用卤汁时，首先将生鲜原料用开水煮一遍，除去血水，然后放入卤汁中卤制。

(2)卤好原料后要撇净汤面的油脂，捞净锅内的原料，除去残渣。每隔几天进行清底加热。

(3)清理干净的卤汁避免用手接触，防止污染变质。

191.凉菜的制作

卤牛肉：

(1)将牛腱子肉，用水洗净，改刀成大块放入开水锅中煮10分钟捞出。

(2)将牛腱子肉放红卤锅中，大火烧开。去浮沫后，用小火煮4～5小时，到牛肉用手掐即透为止，捞出抹麻油晾凉即成。

白卤鸡：

（1）将加工处理好的肉鸡洗净，放入开水锅中煮3分钟捞出。

（2）再将鸡放入白卤水中大火烧开，改中火煮40分钟，捞出抹麻油晾凉即成。

卤猪口条：

（1）将猪口条洗净，放开水中稍烫。用小刀刮净硬舌苔，洗净。

（2）放入开水锅中煮10分钟捞出。再放入红卤锅中，用大火烧开，移小火煮90分钟捞出，抹麻油晾凉即成。

卤鸭：

（1）将加工处理好的净填鸭，放入开水锅中煮10分钟捞出。

（2）将填鸭放入一般卤水中（红曲卤）煮45分钟捞出抹麻油晾凉即成。

卤猪肉：

（1）净猪瘦肉改刀成大块洗净，放入开水锅中煮10分钟捞出。

（2）将瘦肉放入红卤水中煮2小时，捞出抹麻油晾凉即成。

卤猪肚：

（1）将猪肚用盐和醋反复搓揉，除去黏液及腥臊味，洗净。

（2）将肚里翻出向外，放入锅内加少许明矾，煮10分钟捞出，放入开水中，再煮1小时后捞出。再将肚里翻回，撕去外表脂肪，洗净。

(3)将处理好的猪肚，放入白卤水中煮3小时后捞出抹麻油晾凉即成。

卤猪心：

(1)将生猪心放入清水中，用手挤压出内部的血水，洗净。放入开水锅中煮10分钟。

(2)将猪心放入红卤水中煮90分钟，捞出抹麻油晾凉即成。

卤猪肝：

(1)将猪肝用刀在厚的部位划出刀口，洗去血水。放入开水锅中煮5分钟捞出。

(2)放入红卤锅中，用大火烧开后，改小火煮60分钟，捞出抹麻油晾凉即成。

罗汉肚：

(1)将加工处理好的猪肚洗净，放入开水中煮10分钟捞出。

(2)将猪瘦肉、猪口条、猪肉皮煮六成熟切成片，肉皮切条，放入容器内加入糖、甜面酱、精盐、香油、料酒、五香粉、葱姜米、花椒泥，搅拌均匀成馅。

(3)把拌好的馅装入肚内，用竹签或筷子别好口或用线缝好口。放入卤锅中，大火烧开，改小火煮2小时捞出。用重物压平，抹麻油，凉后切片上桌。

炝黄瓜皮卷，黄瓜心卷：

(1)将黄瓜洗净切段，放容器内加盐稍腌。然后，用刀片出瓜皮和瓜心片。用开水稍烫后，用凉开水过凉，放入容器内加少许精盐、味精拌匀，再逐片卷成瓜皮卷整齐排在容器内。

(2)油勺上火放入花生油，烧热放入葱段，改小火烤出葱油后放入花椒炸香。滤去葱和花椒，趁热浇在瓜皮和瓜心卷之上。

炝发菜：

(1)将发菜用冷水发透，择去杂质洗净，放开水中加盐、毛姜水煮3分钟，捞出控去水分。

(2)将炸好的葱椒油浇在发菜上，放少许味精拌匀即成。

炝海带：

(1)将发好的海带切宽条洗去黏液，放开水中煮透，捞出控去水分。

(2)勺上火炸出葱椒油浇在海带上，再加入盐、味精拌匀即成。

葱油草菇：

(1)将草菇罐头打开倒入开水锅中，加葱姜、料酒煮3分钟，捞出控净水分。

(2)另起锅下入花生油，烧热放入葱段移小火烤出葱香味。捞出葱段将油浇在草菇之上，加味精、少许盐拌匀即成。

炝猴头菇：

(1)将发好的猴头菇去掉老根，片成片，放入碗内。加精盐、味精，料酒、葱姜、高汤上屉蒸透，取出控出汤水。

(2)起锅放入花生油烧热，下入花椒、葱段，移小火烤出香味后捞出花椒、葱段，将油浇在猴头菇之上拌匀即成。

葱油鸡脯：

⑴将肉鸡洗净放入锅内，用开水煮5分钟捞出。放入盆内加葱、姜、料酒、盐、香菇、高汤上屉蒸透，取出晾凉拆下鸡脯，片成片码入盘中。

⑵起锅放入花生油烧热下入葱段，改小火烤出葱油，捞出葱段再下入高汤、葱米、味精、盐，调成葱油汁浇在鸡脯上即成。

盐水虾饯：

⑴将虾饯去皮，去沙线洗净，下入开水中焯过捞出。

⑵勺内另入水，水烧开放入盐、花椒、葱姜，放入虾饯料酒，去掉浮沫，连汤倒入盆中。冷后食用。

盐水鸡蛋，盐水鸽蛋：

⑴鸡蛋上火煮熟后，去皮放入容器内。

⑵鸽蛋打入小勺内上屉蒸熟，取出放入碗中。

⑶将水烧开，放入葱、姜、盐烧开，去掉浮沫。分别将盐水倒入放鸡蛋的容器中和放鸽蛋的碗中腌渍入味即成。

盐水冬笋：

⑴将嫩笋尖一剖两开，放入开水中煮3分钟捞出。

⑵另起汤勺，放入清水烧开。放入精盐、绍酒、味精、葱、姜、冬笋，煮10分钟，连汤一起倒入容器内浸泡入味即成。

醉腌冬笋：

⑴将冬笋嫩尖改刀成条，勺上火加清水烧开，煮2分钟捞出。

⑵锅内入清水烧开，放入精盐、糖、姜、水煮10分钟，倒入容器中，再将黄酒倒入搅匀浸泡入味即成。

泡青红椒、胡萝卜：

⑴将泡菜坛洗净晒干，将青红椒、胡萝卜洗净，大椒去子、去蒂，胡萝卜去皮切条，放入容器中加盐腌出一部分水分挤干，放置通风处晾干水汽备用。

⑵将清水烧开，放入红糖搅化，再放入洗净的干红辣椒然后下入精盐、花椒，搅匀晾凉后，放白酒、胡萝卜、青红椒然后加盖。在边口处，加少量水密封，放温暖处，泡1～2天即可食用。

酸辣黄瓜皮：

⑴将黄瓜洗净，切成段，加盐腌制5分钟。皮表面稍软时，用刀片成瓜皮。放入容器内，加白糖、白醋。

⑵干辣椒泡开，去子、去蒂，切成丝，上锅炸成金红色，倒入瓜皮之上，拌匀腌1天即可食用。

糖醋萝卜卷：

⑴将心里美萝卜去皮洗净，顶刀切大薄片，用盐腌出水分后挤干，放入容器内。

⑵再将白糖、白醋放入容器内，腌透后卷成卷。

拌鸡丝黄瓜丝：

⑴将熟鸡脯用手撕成细丝，黄瓜洗净消毒切成丝。

⑵放入碗内，用盐、味精、香油、高汤调成的卤汁倒入碗内拌匀即成。

拌黄瓜青笋：

⑴青笋去皮洗净，入开水中焯过。黄瓜洗净、消毒后，一剖两开，顶刀切片。

(2)放入容器内加精盐、味精、香油拌匀即成。

油汁黄瓜：

(1)将黄瓜洗净消毒，用刀将黄瓜打成蓑衣花刀。放入容器内，加盐稍腌，去掉盐水。

(2)起锅放花生油、白糖炒化。加少量水，烧开后点少许醋，调成油汁。然后，将油汁倒入容器内，将炸好的辣椒丝和红油浇在黄瓜之上，腌透即成。

拌银耳：

将水发银耳去掉老根，洗净，用开水焯过，控干水分，再加入盐、味精、香油，拌匀即成。

鸡油冬笋：

净冬笋尖切滚刀块。用开水焯过。另起锅，加入花生油，烧热放入葱、姜，煸出香味，放入少量高汤、盐、绍酒、味精，调成汁，放入冬笋。用火煨到入味后，滤出汤汁，倒入容器内，淋上鸡油即成。

叉烧肉：

(1)将猪后腿肉切条，打一字刀口放入容器内加盐、绍酒、白糖、葱、姜、花椒、酱油、腌四小时。

(2)油勺上火入花生油烧热，将肉块下锅炸成金黄色捞出、控净油。

(3)将红曲米放入汤勺中，加水煮出红色。再将红曲米滤出，加入糖、盐、酱油少许。葱、姜、绍酒，烧开打去浮沫。放入肉块，用大火烧开，改小火焖煮成熟。之后，再用大火将汁收浓。取出晾凉即成。

黄蛋松：

(1)将鸡蛋打开，去掉蛋清，蛋黄倒入碗中加盐打匀。

(2)油勺擦净，放入花生油上火烧 3～4 成热时，左手向锅内倒蛋黄液，右手用筷子向一个方向快速搅动，蛋黄呈茸状，浮到油面时，稍炸几秒钟，立即捞出。控净油后，倒在干净布上，用手拧去油脂，放入盘中抖散，晾凉即成。

蒸蛋黄糕、蛋白糕：

(1)将鸡蛋打开，分别将蛋黄、蛋清各装碗中，加入盐、味精搅散打匀。另取两只碗，抹一层花生油，将蛋清、蛋黄分别倒入。

(2)放入蒸锅，大火顶上气后，用小火慢慢蒸熟。中途可放几次气，以免起蜂窝，影响质量。蒸熟后，出屉，取出蛋糕晾凉即成。

酱汁鱼条：

将整鱼用刀沿大梁骨两侧剔下鱼肉，去皮切成鱼条放入蒸过的黄酱、料酒、姜水，煸出香味后，放入白糖、高汤调成酱汁。将鱼条下锅，大火烧开改小火煨烤，待鱼入味、烤透之后，将鱼条起出，再将部分余汁用大火烤浓，淋上香油，浇在鱼条上，撒上姜末即成。

油焖香菇：

(1)将水发香菇，去蒂洗净泥沙，上屉蒸透。

(2)油勺上火，放入花生油，烧热下入香菇，滑一下捞出。

(3)勺内留底油，加糖，稍煸，放入绍兴酒、葱、姜水、酱油，倒入盘内晾凉即成。

鸡蛋卷：

(1)将鸡脯肉洗净，去筋，斩成茸，放入容器内，加绍酒、盐、味精、蛋清、湿淀粉、大油、葱、姜水，向一个方向打搅上劲。

(2)鸡蛋去清、留黄，打匀，摊出蛋皮铺平。将鸡茸摊在上面，抹平。然后，从一端卷起，用布包好，上屉蒸熟，取下晾凉，剥去布即成。

如意鱼卷：

(1)将鱼洗净，用刀沿脊骨两侧剔下鱼肉，去皮洗净，斩成细茸，放入容器内，加绍酒、盐、味精、淀粉、蛋清、葱、姜水，向一个方向搅动，边搅边下入大油，直到打上劲为止。

(2)鸡蛋打开，去蛋清，留蛋黄，倒入碗内打匀。用油勺调出蛋皮，摊平，将鱼茸铺在蛋皮上抹平，取紫菜铺在鱼茸之上。紫菜上再抹薄薄一层鱼茸之后，从两端向中间对卷成包，用净布上屉，蒸熟取出。去掉布晾凉，切花刀，花纹呈如意形。

紫菜肉卷：

(1)将猪通脊去掉板筋斩成茸，加盐、绍兴酒、葱、姜水、湿淀粉、蛋清，边抽打边倒入化好的大油，直到打上劲为止。

(2)取紫菜一张铺平，将肉馅铺在紫菜之上抹平，卷成卷，上屉蒸熟晾凉即成。

核桃粘：

(1)将核桃仁用温水泡 10 分钟，用竹签剥去外皮，晾干。

(2)油勺上火，加入花生油烧热，放入核桃仁炸酥。

(3)汤勺上火，放入白糖，加适量水，将糖熬化，呈金黄色。变浓时，将炸好的核桃仁放入。翻勺，使桃仁均匀裹满糖液，倒入盘中晾凉，用手掰开即成。

猪皮冻：

⑴将生猪皮用刀刮去油污杂毛，洗净。放入开水中煮2分钟，捞出切成条。

⑵取容器将猪皮放入，加适量水、姜片。上屉蒸5个小时后取出，将蒸烂的猪皮捞出，汤汁过滤晾凉，下冰箱即凝结成猪皮冻。用此方法可制作水晶肘、水晶鸡、水晶鸭等。

琼脂冻：

将琼脂洗净、泡软，放入容器内，加适量水上屉蒸化。取出晾凉即可凝结成琼脂冻。

用此方法可制成什锦果冻、西瓜酪、杏仁豆腐等。但制作时，要根据品种不同适量加水，来决定食品的老、嫩。

192.盐味汁

以精盐、味精、香油加适量鲜汤调和而成，为白色咸鲜味。适用拌食鸡肉、虾肉、蔬菜、豆类等，如：盐味鸡脯、盐味虾、盐味蚕豆、盐味莴笋等。

193. 酱油汁

以酱油、味精、香油、鲜汤调和制成，为红黑色咸鲜味。用于拌食或蘸食肉类主料，如：酱油鸡、酱油肉等。

194. 虾油汁

用料有虾子、盐、味精、香油、绍酒、鲜汤。做法是先用香油炸香虾子，再加调料烧沸，为白色咸鲜味。用以拌食荤素菜皆可，如：虾油冬笋、虾油鸡片。

195. 蟹油汁

用料为熟蟹黄、盐、味精、姜末、绍酒、鲜汤。蟹黄先用植物油炸香爽口，调料烧沸，为橘红色咸鲜味。多用以拌食荤料，如：蟹油鱼片、蟹油鸡脯、蟹油鸭脯等。

196. 蚝油汁

用料为蚝油、盐、香油，加鲜汤烧沸，为咖啡色咸鲜味。用以拌食荤料，如：蚝油鸡、蚝油肉片等。

197. 韭味汁

用料为腌韭菜花、味精、香油、精盐、鲜汤。腌韭菜花用刀剁成蓉，然后加调料鲜汤调和，为绿色，咸鲜味。拌食荤素菜肴皆宜，如：韭味里脊、韭味鸡丝、韭味口条等。

198. 麻酱汁

用料为芝麻酱、精盐、味精、香油、蒜泥。将麻酱用香油调稀，加精盐、味精调和均匀，为赭色咸香料。拌食荤素原料均可，如：麻酱拌豆角、麻汁黄瓜、麻汁海参等。

199. 椒麻汁

用料为生花椒、生葱、盐、香油、味精、鲜汤，将花椒、生葱制成细蓉，加调料调和均匀，为绿色，咸香味。拌食荤食，如：椒麻鸡片、野鸡片、里脊片等。忌用熟花椒。

200.葱油

用料为生油、葱末、盐、味精。葱末入油后炸香，即成葱油，再同调料拌匀，为白色咸香味。用以拌食禽、蔬、肉类原料，如：葱油鸡、葱油萝卜丝等。

201.糟油

用料为糟汁、盐、味精，调匀后为咖啡色咸香味。用以拌食禽、肉、水产类原料，如：糟油凤爪、糟油鱼片、糟油虾等。

202.酒味汁

用料为好白酒、盐、味精、香油、鲜汤。将调料调匀后加入白酒，为白色咸香味，也可加酱油呈红色。用以拌食水产品、禽类较宜，如：醉青虾、醉鸡脯，以生虾最有风味。

203.芥末糊

用料为芥末粉、醋、味精、香油、糖。做法用芥末粉加醋、糖、水调和成糊状，静置半小时后再加调料调和，为淡黄色咸香味。用以拌食荤素均宜，如：芥末肚丝、芥末鸡皮苔菜等。

204.咖喱汁

用料为咖喱粉、葱、姜、蒜、辣椒、盐、味精、油。咖喱粉加水调成糊状，用油炸成咖喱浆，加汤调成汁，为黄色，咸香味。禽、肉、水产都宜，如：咖喱鸡片、咖喱鱼条等。

205.姜味汁

用料为生姜、盐、味精、油。生姜挤汁，与调料调和，为白色，香味。最宜拌食禽类，如：姜汁鸡块、姜汁鸡脯等。

206.蒜泥汁

用料为生蒜瓣、盐、味精、麻油、鲜汤。蒜瓣捣烂成泥，加调料、鲜汤调和，为白色。拌食荤素皆宜，如：蒜泥白肉、蒜泥豆角等。

207.五香汁

用料为五香料、盐、鲜汤、绍酒。做法为鲜汤中加盐、五香料、绍酒，将原料放入汤中，煮熟后捞出冷食。最适宜煮禽内脏类，如：盐水鸭肝等。

208.茶熏味

用料为精盐、味精、香油、茶叶、白糖、木屑等。做法为先将原料放在盐水汁中煮熟，然后在锅内铺上木屑、糖、茶叶，加蓖，将煮熟的原料放蓖上，盖上锅用小火熏，使烟剂凝结原料表面。禽、蛋、鱼类皆可熏制，如：熏鸡脯、五香鱼等。注意锅中不可着旺火。

209.酱醋汁

用料为酱油、醋、香油。调和后为浅红色，为咸酸味型。用以拌菜或炝菜，荤素皆宜，如：炝腰片、炝胗肝等。

210.酱汁

用料为面酱、精盐、白糖、香油。先将面酱炒香，加入糖、盐、清汤、香油后再将原料入锅㸆透，为赭色咸甜型。用来酱制菜肴，荤素均宜，如：酱汁茄子、酱汁肉等。

211.糖醋汁

以糖、醋为原料，调和成汁后，拌入主料中，用于拌制蔬菜，如：糖醋萝卜、糖醋番茄等。也可以先将主料炸或煮熟后，再加入糖醋汁炸透，成为滚糖醋汁。多用于荤料，如：糖醋排骨、糖醋鱼片。还可将糖、醋调和入锅，加水烧开，凉后再加入主料浸泡数小时后食用，多用于泡制蔬菜的叶、根、茎、果，如：泡青椒、泡黄瓜、泡萝卜、泡姜芽等。

汁芡的配制表

味型	味名	所用主要调料	调制方法	色泽	适应原料	例菜名称	备注
咸鲜味型	盐味汁	精盐、味精、麻油	加鲜汤调和	白色	禽、畜、蔬、水产	盐味莴笋、盐味鸡脯、盐味蚕豆米、盐水虾等	汤量适当以拌食为主
	虾油汁	虾子、盐、味精、麻油、绍兴酒、鲜汤	虾子用麻油炸香后,加调料烧沸	白色	荤多素少	炸油鸡片、虾油冬笋	拌食为主
	酱油汁	酱油、味精、麻油	加鲜汤调和	红黑色	荤原料较多	酱味鸡、酱牛肉	蘸食、拌食
	蟹油汁	熟蟹黄、盐、味精、姜末、绍兴酒、鲜汤	蟹黄先用油炸香,加调料烧沸	浅橘红	荤料较多	蟹油鱼片、蟹油鸡脯、鸭脯	拌食为主
	蚝油汁	蚝油、盐、麻油	加鲜汤烧沸	咖啡色	荤料较多	蚝油鸡、鸭、蚝油肉片	拌食
	韭味汁	腌韭菜花、味精、麻油、精盐、鲜汤	腌鲜韭菜花剁成蓉,加调料鲜汤调和	浅绿色	荤素原料均宜	韭味里脊、韭味鸡丝等	拌食
咸辣味型	红油汁	红辣椒油、盐、味精、鲜汤	调和成汁	红色	荤素原料均宜	红油鸡条、红油鸡、红油笋条、红油里脊等	拌食
	青椒汁	青辣椒、盐、味精、油鲜汤	青辣椒剁成蓉,加调料成汁	绿色	荤素原料均宜	椒味里脊、椒味鸡脯、椒味鱼条等	拌食
	胡椒汁	胡椒粉、盐、味精、油蒜泥、鲜汤	调和成汁	白色	荤水产较多	鲜辣鱿鱼、炝腰片、拌鱼丝等	炝、拌

汁芡的配制表

味型	味名	所用主要调料	调制方法	色泽	适应原料	例菜名称	备注
酸辣型	胡椒汁	胡椒粉、盐、味精、油蒜泥、鲜汤	调和成汁	白色	荤水产较多	鲜辣鱿鱼、拌长鱼、拌鱼丝等	炝、拌
	鲜辣汁	糖、醋、辣椒、姜、葱、盐、味精、麻油	辣椒姜葱切丝炒透加调料、汤成汁	浅咖啡色	蔬菜较多用	酸辣白菜、酸辣黄瓜	炝、腌
酸香型	醋姜汁	黄香醋、生姜	生姜成米末或丝加多重醋调和	淡咖啡色	鱼虾蟹最宜	姜汁蟹、姜汁虾、姜米、姜汁、脊肉等	拌食
多味型	三味汁	蒜泥、姜味、青椒	三味调和	浅绿色	荤素原料均宜	炝菜心、拌肚仁、三味鸡	具有特殊风味
	麻辣汁	酱油、醋、糖、盐、味精、辣油、麻油、花椒面、芝麻粉、葱、蒜、姜	调和	红黑色	荤素原料均宜	麻辣鸡条、麻辣黄瓜、麻辣腰片、麻辣肚	拌食
	五香汁	丁香、芫菜、花椒、桂皮、陈皮、草果良姜、山楂等及生姜、葱、酱油、盐、绍酒及汤	加汤煮沸入调煮浸到烂,晾凉	酱红色	荤原料(包括内脏及畜禽类)较多宜	五香牛肉、五香扒鸡、五香口条等	如不加酱油,即为白汁
甜香型	糖油汁	白糖、麻油	调 和	白色	蔬菜较宜	糖油莴笋、糖油黄瓜	拌食
	桂花汁	白糖、桂花酱	调和	白色	果仁最佳	桂花桃仁、桂花花生仁	
	玫瑰味	白糖、玫瑰酱	调和	玫瑰红	豆沙果酱	玫瑰豆沙卷、玫瑰果糕	卷糕形

第七章
综合类

综合技法是说在日常烹调中，常遇到的一些技术性的问题，本章以简练的语言，高度的概括，提示和传授给读者新的科学烹调技法。

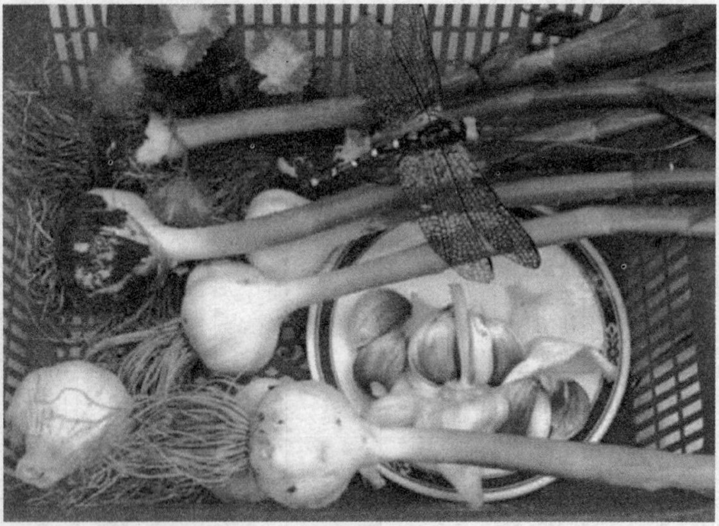

212.精制蟹棒技法

(1)选用蟹钳洗净,去除外壳留蟹钳双尖。

(2)利用虾肉、鱼肉、鸡肉剁成肉茸加淀粉、味精、精盐,制成蟹棒。

(3)蘸一层蛋液,再滚上面包渣,上火炸熟即可。

注意事项:

1. 面包渣用筛子过筛,去大块渣子。

2. 分两次炸熟,先炸一遍定型,再过一次油炸透。

213.切海蜇皮的技术要点

因为海蜇比较韧软,又长短不一,因此在切海蜇丝时,把海蜇卷起来。卷时铺平,卷紧,呈一个圆柱状,再顶刀切丝即可。

214.海蜇皮调拌法

海蜇又称水母,营养丰富,四季皆宜。因为蜇皮质地独特,所以在加工时要想切丝细而均匀,就必须掌握以下技法:

(1)将海蜇皮洗净泥沙泡去咸、涩味。

(2)将洗好的蜇皮卷起来,卷时用力卷紧,顺大面卷起。

(3)顶刀切成细丝。

(4)将切好的蜇皮放到清水内洗净后,再泡两小时。用开水稍烫,再过凉水捞出备用。

(5)将胡萝卜刮皮斜切成细丝。

(6)将芹菜去掉根部和老筋。

(7)将去筋后的芹菜再剖成细丝。

(8)将芹菜剖细,以一根芹菜剖六条细丝为宜。

(9)将大白菜去除老叶,切去后根。

(10)将大白菜剖开,除去根部连接处。

(11)取大白菜的嫩黄叶,精华部分。

(12)将嫩黄叶,上半部的大白菜切成与芹菜相同长度的段。

(13)将大白菜切成细丝。

(14)将芹菜丝和胡萝卜丝用热开水烫至去生。

(15)主要原料切配齐,大蒜捣成蒜蓉后加精盐、陈醋拌均匀。

(16)将主料、副料、调料混合拌均匀。

(17)拌好的海蜇皮。

注意事项:

1. 根据季节,可用香菜菜梗代替芹菜。

2. 可滴上几滴香油。

215.拔丝菜防凉法

将准备盛拔丝菜的盘子,放到蒸锅里蒸热。装菜时趁热装盘,可以延缓菜凉,延长拔丝时间。

216.拔丝菜防沾盘法

将盘子底抹一层香油,再装菜时可保证不沾盘子。

217.巧发干海带

⑴将干海带放入煮过面条的热面汤或煮过饺子的热汤锅内，汤最好要没过海带，盖上锅盖。待汤凉后(此时海带已开始发涨，汤已不够用了)再加入凉水。几小时后，海带就发好了，又软、又好洗。

⑵煮海带时，如果在海带中加几滴醋，海带很快就会变软。不仅吃起来柔软，而且滋味鲜美。

⑶买回干海带，不必用水泡，上锅直接蒸约 25 分钟。这样蒸过的海带无论是凉拌还是炖肉，口感均甚佳。

218.巧做天下第一烩(又名烩三丝)

将海带、胡萝卜、熟鸡肉切成丝，香菜去叶、留梗，切成寸段，将海带、海米加鸡汤微火煮 40 分钟，加胡萝卜丝再煮 5 分钟，加盐、淀粉，再加香菜梗煮开，点上香油，倒入汤碗中即可。

219.木耳的初加工

将木耳拣去杂质，用清水泡 1 小时后，再择洗一遍，去掉尾根或泡发出的异物杂质，将其再泡 1 小时，沥干水分待用。下锅前，将水分彻底挤干，下锅。

220.干蘑菇的初加工

参照木耳的加工方法进行。

说明两点：

⑴水泡时间不宜过长，时间太长其营养成分将流失。

(2)入锅烹调前,必须挤干残留的水分,这样才能入味好吃。否则,什么滋味也进不去,它自身鲜美的味儿也挥发不出来。

221.鲜蘑菇的处理方法

各类食用菌中鲜蘑是最常用的原料之一，市场销量也大。它们多数生长在以烂草、秸秆、木屑为原料的培养基上,所以有腐烂味或烂草味,同时也含有一定的有害物质。正确的处理方法是用盐水加花椒、大料浸泡1小时,上锅蒸10分钟。取出后,挤去水分,再烹调,其味很美。

注意事项:

经火蒸后,它的体积会大减。但是,剩下的是精华部分。食不厌精,是饮食者的追求。

222.炒苦瓜苦味小的技巧

苦瓜洗净切丝,炒锅上火,先不放油,锅热后把苦瓜丝(也可加一点菜豆角段)倒入煸炒。如果太干了,可点一点水。炒熟后端锅离火,再重新调味炒匀即可。如果肉丝炒苦瓜,那就炒好肉后,把苦瓜丝倒入拌匀,加佐料出锅。佐料中加适量的白糖,喜吃辣的人可在炒前先炸辣椒。

223.巧腌咸鸡蛋两法

(1)盐水浸泡法:用食盐500克,加2000克开水,倒入容器内。冷却后,将1500克鸡蛋放入盐水里,泡约20天即可。

(2)涂泥法:将干净黄土加清水和成稀泥,把鸡蛋表面沾满泥,然后把鸡蛋小头沾食盐,最后将鸡蛋按沾盐的一头对着不沾盐的一头排好放于容器内，密封 20 天即可食用。

224.巧烤苹果片

苹果经烤干后，香甜可口，即使是有点酸的品种，烤出的苹果片酸味也大降。

制作说明：

(1)将选好的苹果洗净，削皮去蒂、核，然后切成 4～5 毫米厚的片待用。

(2)把准备烤苹果片的暖气片擦干净，在上面放一层或几层笼屉箅子，把切好的苹果片平码在上边，上方再搭一块洁净的布或纸，防止落上灰尘，两三天即成。

注意事项：

苹果片切得不宜太薄，太薄了烤出的果片成了一层“纸”，吃起来乏味。

225.巧制板鸭

北京鸭一只，去毛开膛洗净，把背脊上两边的肋骨切断，再把大腿骨敲断，使之能成为平整的板鸭(用重物压平也行)。每斤鸭用 25～30 克盐，再加上花椒、大料、胡椒各少许，炒熟后捣碎擦遍鸭全身，腌 6 天后，吊起来晒 7 天。烹调前先洗一下，放上料酒、味精，蒸 20～30 分钟，切成条即可食用，鲜香味美。

226.巧发玉兰片

玉兰片就是特制的冬笋干或初春的春笋干。

涨发玉兰片的方法是：先将玉兰片放入大量的冷水中浸

泡一夜，次日早上捞出后，入冷水锅中大火烧沸。小火再煮1小时左右，捞出放入大量的清水中浸泡。浸泡8～13小时左右，再放入冷水中，大火烧沸，小火再煮1小时左右。这样反复两三遍即可。

这样涨发出来的玉兰片饱胀、细嫩而且白净。

227.巧吃、巧做咸鸭蛋

咸鸭蛋人们食用方法不多，现在介绍三种吃法：

(1)将熟咸鸭蛋的蛋黄取出来压碎，与豆腐丁(水汆过)、一个松花蛋(切成条)拌在一起，再加少许盐、味精、姜末、醋、香油调和，味鲜色艳，独具风味。

(2)将熟咸鸭蛋的蛋白取出切成小丁，与炒熟的香菇肉丁拌和一起，加少许酱油、香油然后食用，风味独好。

(3)取咸鸡蛋6～8个，分别打入两个碗内。一碗盛蛋白，一碗盛蛋黄。然后将锅内油烧热，分别将蛋黄、蛋白炒熟。然后，两者再混合略炒，炒时加入姜末、葱花、糖、醋、味精和少量牛奶(奶粉冲开也可)。此菜黄白相映，鲜美爽口，有蟹肉之风味。

228.家庭巧制酥香橘鸭

家庭烹制"橘鸭"菜肴，不仅橘香浓郁，鸭肉酥嫩，色泽美观，味美爽口，而且具有温补止喘，清热平肝的滋补作用。以下介绍烹制方法：

(1)将250克红橘剥皮、去络、去核，在大碗里捣乱成糊状。再将50克面粉、少许鸭油、精盐、味精拌匀炒熟，加入橘子糊。

⑵ 将鸭一只（最好是1500克左右的西装瘦型肉鸭）浸泡，洗净，用热油炸成金黄色。

⑶将炸熟的鸭子腹朝下放入瓷碗里，加橘酱、料酒、葱、姜片、洗净的橘皮、盐、味精，再放入盘子，上蒸锅蒸酥烂，去掉橘皮、葱、姜片，扣入大瓷盘里即成。

229.巧做“珍珠翡翠白玉汤”

把胡萝卜去皮，削成小球状，白萝卜去皮削成小齿轮状，放清水锅里，只加大料、精盐、白糖，煮10分钟，用淀粉勾芡，再把打好的鸡蛋均匀地淋在锅里，随即倒入汤盘或碗里。撒少许味精、胡椒粉、香油，上面放几片香菜叶，即成色香味俱全的“珍珠翡翠白玉汤”。有健脾消食顺气的功能。

230.菜肴增白能提高菜品的质量

用牛奶、奶汤、蛋清等，能使菜肴呈雪白色或乳白色。对菜品质量的提高，满足消费者的需求很有必要。

231.牛奶增白法

在烹调时放入奶粉或鲜奶，能使芡汁、芡汤或汤液呈奶白色。

232.奶汤增白法

用奶汤制作清蒸菜例、烩制菜肴、烧制菜肴，能使汤变得乳白而且鲜香，如：山东名菜“醋椒鱼”。

233.蛋清挂糊增白技巧

将蛋清打散呈雪花状，再加入适量淀粉，搅拌均匀，呈雪粒糊，裹附在原料外面，氽或滑，成品即有雪白色。

巧用蛋清拌馅

将蛋清加入各种馅里，制成丸子、肉饼等，均可使成品增白。

234.蛋清拌馅的增白诀窍

如果用猪里脊或通脊制肉馅，可以先将里脊漂清血水，再加工成肉泥，这样可使成品的色泽更加白净。

白色菜肴的原料在上浆时，可以加少量蛋清，而不能用整个鸡蛋液。

235.淀粉上浆增白法

猪里脊、鸡脯肉切成丁、丝、片后，先用清水漂洗，再用淀粉、蛋清上浆，这样能使做出来的菜肴增白（注：在烹调时要用清油）。

236.巧用氽水增白法

通脊切成片，用水漂洗后，再绞成馅，加蛋清、盐、淀粉制成丸子。用水氽后也是非常洁白。

237.漂水雪白的技巧

虾肉去壳后，再片去肉的最外表皮。用碱水泡，漂去碱味，制出的成品透明如玉。

238.飞水增白的作用

动物原料飞水(或焯水)后,及时用清水洗去血沫,这样清炖出来的汤清澄透明。

239.巧制肉皮豆酱

(1)把 1500 克猪肉皮洗净,泡好,刮净毛根,上锅煮烂,晾一下后,刮去肥膘,切成骰子块。煮肉皮时,根据个人口味可以放一些花椒、大料、桂皮、丁香等。

(2)将青豆、黄豆各 500 克发好,洗净。水疙瘩、豆腐干各 500 克,也切成与肉皮同大的丁。把 1000 克胡萝卜洗净,切成同样大小的丁,葱花、姜蒜、精盐各少许。

(3)锅里倒入素油 1 两左右。油热后,放入葱花、姜、蒜,煸出香味后,顺序放入胡萝卜、水疙瘩、豆腐干、青豆或黄豆等煸炒一下,放入盐、糖、酱油、味精及肉皮汤。煮到豆烂胡萝卜熟关火,倒入盆里,晾凉,凝成一整块。吃时切一块,稍加点醋,咸香筋道,是佐酒佳肴。

240.香椿拌豆腐

(1)将豆腐切成骰子丁,用盐、姜水煮沸 5 分钟捞出备用。

(2)将黄豆催芽煮熟,香椿用开水烫后切成末。

(3)加精盐、虾米皮、香油为调料,拌均匀即可。

241.巧做水煮豆腐

先将锅内放入油，烧至八成热后，放入郫县豆瓣酱煸炒。接着，放入葱、姜、蒜，加入清汤。烧沸后放入豆腐、盐、胡椒面、辣椒面，煮约 3 分钟，放入肉片再煮。然后烹入料酒、味精和白糖，再投入芹菜叶，最后勾一点二熘芡（比一般熘芡汁薄的芡称二熘芡），使汤稍微稠一点儿即可。

242.新型豆腐脑的制作

新型高档次的豆腐脑，加进 50%的鸡蛋羹，使其味道更鲜美。

243.新型豆腐脑

随着人们饮食水平的提高和对食品的多样化选择，对豆腐脑又有了新的认识。同时，为了适应高档次消费的需求，对调料也有所增加。新配制的调料有：芝麻酱、鱼露、香油、红醋、蒜蓉、香菜末等。

244.韭花酱的制作方法

选用半开非开的韭菜花和花蕾，洗净、沥干外面水分，加入 50%的食盐，切碎或用多功能机打碎、拌匀，装坛密封存放阴凉处。一个月后，即可食用。也可以一直存放到冬季，用于涮羊肉或烹制其他菜肴。

245.莲子去苦芯

莲子做菜味道美，营养价值高。例如：冰糖莲子、拔丝莲子都是高档的菜肴。但莲子的内芯是苦的，必须在泡发好后，切去两头用牙签捅出内芯，再烹调。

246.锅贴羊肉

(1)羊肉切小块，加盐、味精、料酒、胡椒粉、湿淀粉入味。

(2)热锅凉油，3～4 成热时将羊肉与青椒块滑油出勺。

(3)锅放底油，下辣椒面、孜然面、芝麻、盐、味精与羊肉一起翻炒均匀。

(4)铁板烧热，垫洋葱，浇一勺油后，将炒好的羊肉倒上，迅速上桌即成。

铁板手法：烧烤味型。

247.烹调巧用水四则

(1)炒煮蔬菜时，不要加冷水，要加热水，这样炒出来的菜又嫩又脆。

(2)豆腐先放在水里浸泡 10 分钟，可以清除泔水味。

(3)煸炒肉丝、肉片时，加入适量水，可弥补炒肉丝时的水分损失。这样炒出来的肉丝、肉片，比不加水炒出来的鲜嫩。

(4)炖鱼时加入足量的水，炖出来的鱼没有腥味。中途加水，会冲淡鲜味。

248.鹌鹑蛋去壳技巧

将鹌鹑蛋放入冷水锅中，小火加热。煮熟后，倒入凉水盆里。先将鹌鹑蛋两头敲碎，再把鹌鹑蛋放在案板上搓几下，接着从大头顺向撕到小头处，这样去壳能使鹌鹑蛋完整不烂。

249.松花蛋去壳法

先把松花蛋外壳的泥去掉，在小头敲一孔，再将大头处剥到松花蛋的最大直径处，最后从小头处一吹，松花蛋自然就完整地从壳中脱出。

250.香脆崩豆的制作技巧

(1)选用大青豆或黄豆，水发催芽。

(2)催芽后，放入冰箱冷冻室，冷冻 36 小时，冻到膨酥，取出晒干。

(3)拌上白糖、白面混合粉炒熟即可。

香脆可口，营养丰富，既可当小吃又可做菜点和零食。

251.白薯的深加工

白薯又称红薯、地瓜、土豆，是北方的主要农作物。它淀粉含量高，所产生的热量在淀粉糖的作用下也很高。长期以来，人们习惯地将其提出淀粉，或少量食用。多数喂猪或做其他饲料用。因此附加值低，是一种很大的资源浪费。

在此，向读者介绍几种简易的加工方法，对增加生活乐趣，提高经济效益会起到积极的作用。

252.薯条的加工

(1)将白薯洗净，选择红瓤的白薯(白薯有红瓤、白瓤、黄瓤之分)。白瓤淀粉含量高；红瓤、黄瓤糖分含量高，黏度大。

(2)将白薯洗净，装锅蒸熟。

(3)晾凉后，去皮，切成瓜条。

(4)晒干，装瓷坛密封保存。

将切好的瓜条装瓷坛或塑料袋中密封保存，食用时蒸软再拌入白糖即可。

253.香脆瓜条的加工

(1)选用红、黄瓤的白薯洗净、去皮，切成条。

(2)锅内烧水沸腾后，投入瓜条，煮到八成熟。

(3)捞出，沥干水，滚上面粉炸熟。香脆可口，亦饭亦菜，老少皆宜。

254.瓜脯的制作

(1)选择大块的白薯，洗净、蒸熟、去皮，切成两片。

(2)拌上白糖腌浸 4 小时。

(3)装坛密封保存，食用时取出蒸软。

255.白薯取淀粉

(1)将白薯刮皮洗净，挖除虫眼或残伤、腐烂等部分。

(2)粉碎成粉末状。

(3)用 200 目的细筛子过滤，用盆或器皿接住过滤下的水，将渣作饲料或他用。

(4)将过滤下来的水沉淀 3～5 小时，将清水倒掉，底层就是所得到的淀粉。晾晒干备用。

256.粉皮的制作

粉皮是制作肉丝拉皮、拌凉菜、炒肉、两张皮等菜肴的主要原料。

其制作方法：

(1)淀粉 5000 克，精盐 20 克，食用碱 10 克。

(2)将淀粉加盐、碱，调和成稀糊状。

(3)锅内烧水到沸点。

(4)取一个特制的平底旋子或用平底铝盒、不锈钢盆代替。

(5)将盆底用油布擦抹均匀，加一勺淀粉糊，在开水锅里用手用力向一个方向旋转。烫熟捞出，揭下来就是一张粉皮。

257.粉丝的制作

粉丝分宽粉丝、细粉丝，人们通常将宽和粗的粉丝称作粉条；将特细的称作粉丝。此原料在制作家常菜时很常用。例如：猪肉炖粉条、粉条炖豆腐、凉拌粉丝。粉丝垫菜底，粉丝做菜点缀，粉丝汤，粉丝炒菜更是花样繁多。

粉丝的制作方法如下：

(1)取淀粉 5000 克、盐 20 克、食用碱 10 克。

(2)将盐碱化水，与淀粉调和制成面团。

(3)锅内烧水到沸点。

(4)将和好的淀粉面团放到漏勺内，用手拍打，淀粉面糊通过漏勺出来变成了丝状，落到沸开水的锅内就成了煮熟的粉条，将其捞出晾晒干，就是粉丝或粉条了。

注意事项：

和面要软，多揉几遍。使其柔软，容易漏出。

258.法式泡菜的制作方法

(1)用圆白菜、胡萝卜、红尖椒、芹菜为主料。

(2)丁香、香叶、白糖、白醋为调味。

(3)将调料煮沸、晾凉。

(4)将主料切成象眼块，沸水去生。

(5)凉透后兑拌，泡12小时即可食用。

259.秘制芸豆

(1)芸豆先泡发约10个小时，洗净。

(2)将芸豆装入高压锅内，加糖、香叶、少许盐，添水漫过芸豆为止。

(3)大火开锅后，用慢火煮20分钟即可。

260.鲜鱼蒸鸡蛋

制作方法：

(1)取活鲤鱼或草鱼一条，去鳞、鳃，开膛洗净，从背部剖开，将头尾之间部位切成若干小块，用一片生姜、少量料酒、精盐、味精腌20分钟左右备用。

(2)取三个鸡蛋，放在一只汤碗里，打散、加精盐少许，再加200～250克开水调匀。

(3)将腌好的鱼块放入鸡蛋内，上锅蒸10～15分钟，即可上桌。

风味特点：鲜嫩可口，软滑易食。

注意事项：

1. 鱼块不能带鱼刺，要剔净。

2. 也可用鱼头劈两半蒸制。

3. 根据不同爱好，可在蛋羹内加适量泡软的海米或鲜蘑，其味更佳。

261.外国摊鸡蛋法

(1)法国摊鸡蛋：将4个鸡蛋磕入大碗内，加1000毫升牛奶、5克辣椒酱、少许精盐，搅拌起泡。平底锅烧热，化25克奶油，倒入蛋液摇匀，在平底锅上摊成薄片、出锅。吃时，根据个人口味，蛋片包些芦笋、熟蘑菇乳酪、甜青椒片、葱头片、韭菜或熟菠菜等。松软嫩美，咸香微辣。

(2)巴基斯坦炒鸡蛋：打3个鸡蛋放到碗里，把30克葱头、20克青椒择洗干净，切成小块，同1克辣椒粉、适量盐放入盛有鸡蛋的碗里，再把各料搅拌均匀。然后，平底锅烧热，放25克食用油，烧至七成热，倒入打匀的鸡蛋，中火煎炒上色。翻过来，另一面也炒上色，出锅入盘，与烙饼同食，味道咸辣鲜香，葱香宜人，是佐酒上品。

262.做好水氽丸子的诀窍

水氽丸子是一款汤菜，要做好水氽丸子，就要注意以下三点：

(1)择好主料：通常选择的原料是猪肉(羊肉、牛肉、鸡肉、鱼肉、虾肉等均可)，肉的肥瘦比例一般为3∶7。

⑵制馅:制馅时先把肉剁成细泥加入葱姜入味,再加入盐、味精、料酒、鸡蛋清用手抓匀(或用筷子打匀)后,再顺一个方向由轻到重、由慢到快用劲搅打。这时,馅会变稠,就分次加入清水,继续搅打。再加入适量淀粉搅打,直至肉馅发黏,手感有筋力即可。

⑶汆制:先将锅上火,加入清水。当水温升到约60℃时,是下丸子的最好时间。然后,用手将丸子挤入锅内,轻轻推动。待锅开后,撇去浮沫,加入适量精盐、味精、胡椒粉、香菜,滴入香油即可。

263.巧制牛肉汤圆

先将牛肉馅加黄酒、白糖、酱油、味精,搅拌均匀。再放入清水,向同一方向搅打,使肉馅把水融进有劲。再将汤圆粉用水和好,分成相同重量的粉剂,用手捏成半圆的空心壳,放入牛肉馅,将口捏拢,团成圆球形汤圆。最后,将做好的汤圆入沸清水锅中煮熟即可。

264.烹调窍门五则

⑴烧煮冻肉前,用姜汁浸泡,可起到返鲜的作用。

⑵烧煮陈年老鸡、鸭时,鸡、鸭肉不易炖烂。可在锅内放几粒螺蛳肉,鸡、鸭肉便可煮得酥烂。

⑶做红烧肉时,如果先用少许硼砂把肉腌渍一下,烧出来的红烧肉肥而不腻,甘香可口。

⑷蒸馒头时,如果在发面时揉进一块猪油,这样蒸出来的馒头不仅白,而且味香松软。

(5)杀鱼时，如果不小心弄破苦胆，可洒少许白酒，然后用清水洗净即可。

265.巧除炸鱼油的腥味

把炸过鱼的油先烧热，然后投入少许葱、姜、花椒，炸焦后离火，再放入少许面粉。面粉受热后糊化沉淀，用纱布过滤。这样，油中的腥味即可除去。

266.巧做啤酒丸子

在搅馅时，用水量减去一半，由啤酒补足。搅匀后，挤丸子下入已熟的白菜汤锅内。待丸子熟后，放点盐、味精、香菜、白胡椒粉即可。

267.家庭巧制鸡尾酒两款

(1)大力神：把 40 毫升大力神酒和一个鸡蛋、少许胡椒粉放入调酒壶中，摇匀，倒入鸡尾酒杯中即可。

特点：强身壮体，健脑补肾。

(2)国公酒：把国公酒、冰咖啡、奶油、白砂糖按 5∶5∶1∶1 的比例份额放入调酒壶中，摇匀，倒入杯中即可。

特点：舒筋活血，强身健骨。

268.羊肉去膻味

(1)将萝卜块和羊肉一起下锅，半小时后取出萝卜块，放几块橘子皮更佳。每公斤羊肉放绿豆 5 克，煮沸 10 分钟后，将水和绿豆一起倒出；放半包山楂片；将带壳的核桃两三个洗净，打孔，放入；1 公斤羊肉加咖喱粉 10 克；1 公斤羊肉加剖开的甘蔗 200 克。1 公斤水烧开，加羊肉 1 公斤、醋 50 克，煮沸后捞出，再重新加水加调料。

269.煮牛肉

为了使牛肉炖得快，炖得烂，加一小撮茶叶（约为泡一壶茶的量，用纱布包好）同煮，肉很快就烂，且味道鲜美。

270.煮骨头汤

煮骨头汤时加一小匙醋，可使骨头中的磷、钙溶于汤中，并可保存汤中的维生素。

271.煮硬肉

煮牛肉和其他韧、硬肉类以及野味禽类时，加点醋，可使其软化。

272.煮肉汤或排骨汤

煮肉汤或排骨汤时，放入几块新鲜橘皮，不仅味道鲜美，还可减少油腻感。

273.煮咸肉

煮咸肉时，用十几个钻有许多小孔的核桃同煮，可消除臭味。

274.煮蛋

煮蛋时，水里加点醋可防蛋壳裂开，事先加点盐也可。

275.煮海带

煮海带时，加几滴醋易烂，放几棵菠菜也行。

276.煮火腿

煮火腿之前，将火腿皮上涂些白糖，容易煮烂，味道更鲜美。

277.和面、煮饺子

和面时，每500克面粉加拌一个鸡蛋，饺子皮挺括不粘连。煮水饺时，在水里放一棵大葱或在水开后加点盐，再放饺子，饺子味道鲜美不粘连。

煮水饺时，在锅中加少许食盐，锅开时水也不外溢。

278.煮面条

(1)煮面条时，加一小汤匙食油，面条不会粘连，并可防止面汤起泡沫、溢出锅外。

(2)煮面条时，在锅中加少许食盐，煮出的面条不易烂糊。

279.熬粥

熬粥或煮豆时不要放碱，否则会破坏米、豆中的营养物质。

280.煮新笋

用开水煮新笋容易熟，且松脆可口。要使笋煮后不缩小，可加几片薄荷叶或盐。

281.蒸猪肚

猪肚煮熟后，切成长块，放在碗内加一些鲜汤再蒸一会儿，猪肚便会加厚一倍。

282.煮猪肚

煮猪肚时，千万不能先放盐。煮熟后吃时，再放盐，否则猪肚会缩得像牛筋一样硬。

283.炖肉

炖肉时，在锅里加上几块橘皮，可除异味和油腻并增加汤的鲜味。

284.炖鸡

炖鸡：洗净切块，倒入热油锅内翻炒，待水分炒干时，倒入适量香醋，再迅速翻炒，至鸡块发出噼噼啪啪的爆响声时，立即加热水(没过鸡块)，再用旺火烧十分钟，即可放入调料，移小火上再炖20分钟，淋上香油即可出锅。汤炖好后，温度降至80～90℃时或食用前加盐。因为鸡肉中含水分较高，炖鸡先加盐，鸡肉在盐水中浸泡，组织细胞内水分向外渗透，蛋白质凝固，使鸡肉明显收缩变紧，影响营养向汤内溶解，且煮熟后的鸡肉趋向硬、老，口感粗糙。

285.炖老鸡、鸭

(1)炖老鸡：在锅内加二三十颗黄豆同炖，熟得快且味道鲜;或在杀老鸡之前,先灌给鸡一汤匙食醋,然后再杀,用文火煮炖,就会煮得烂熟;或放 3～4 枚山楂,鸡肉易烂。

(2)老鸡鸭用猛火煮,肉硬不好吃;如果先用凉水和少许食醋泡上 2 小时,再用微火炖,肉就会变得香嫩可口。

(3)煮老鸭:在锅里放几个田螺,容易烂熟。

286.烧鸭

烧鸭子时,把鸭子尾端两侧的臊豆去掉,味道更美。

287.红烧牛肉

(1)红烧牛肉时,加少许雪里蕻,肉味鲜美。

(2)做红烧肉前,先用少许硼砂把肉腌一下,烧出来的肉肥而不腻,甘香可口。

288.油炸食物

(1)油炸食物时,锅里放少许食盐,油不会外溅。

(2)在春卷的拌馅中适量加些面粉,能避免炸制过程中馅内菜汁流出煳锅底的现象。

(3)炸土豆之前,先把切好的土豆片放在水里煮一会儿,使土豆皮的表面形成一层薄薄的胶质层,然后再用油炸。

(4)炸猪排时,在有筋的地方割 2～3 个切口,炸出来的猪排就不会收缩。

(5)将鸡肉先腌一会儿,封上保鲜膜,放入冰箱,待炸时再取出,炸出的鸡肉酥脆可口。

289.煎鸡蛋

(1)煎荷包蛋时，在蛋黄即将凝固之际，浇一点冷开水，会使蛋又黄又嫩。

(2)煎鸡蛋时，在平底锅放足油，油微热时蛋下锅，鸡蛋慢慢变熟，外观美，不粘锅。

(3)煎鸡蛋时，在热油中撒点面粉，蛋会煎得黄亮好看，油也不易溅出锅外。

290.炒菜小窍门

(1)用羊油炒鸡蛋，味香无异味。

(2)炒鸡蛋时，加入少量的砂糖，会使蛋白质变性的凝固温度上升，从而延缓加热时间，加上砂糖具有保水性，因而可使蛋制品变得蓬松柔软。

(3)炒鸡蛋时，加入几滴醋，炒出的蛋松软味香。

(4)炒茄子时，在锅里放点醋，炒出的茄子颜色不会变黑。

(5)炒土豆时加醋，可避免烧焦，又可分解土豆中的毒素，并使色、味相宜。

(6)炒豆芽时，先加点黄油，然后再放盐，能去掉豆腥味。

(7)炒菠菜时，不宜加盖。

(8)炒肉片：肉切成薄片，加酱油、黄油、淀粉，打入一个鸡蛋，拌匀，炒散。等肉片变色后，再加佐料，稍炒几下，肉片味美、鲜嫩。

(9)炒牛肉丝：切好，用盐、糖、酒、生粉(或鸡蛋)拌一下，加上生油泡腌，30 分钟后再炒，鲜嫩可口。

(10)炒肉菜时，放盐过早熟得慢，宜在将熟时加盐，在出锅前再加上几滴醋，鲜嫩可口。

(11)肉丝切好后，放在小苏打溶液里浸一下再炒，特别疏松可口。不论做什么糖醋菜肴，只要按 2∶1 调配，便可做到甜酸适度。

(12)炒糖醋鱼、糖醋菜帮等，应先放糖，后放盐，否则食盐的“脱水”作用，会促进菜肴中蛋白质凝固，“吃”不进糖分，造成外甜里淡。

(13)做滑炒肉片或辣子肉丁，按 50 克肉 5 克淀粉的比例上浆，成菜鲜嫩味美。

291.做馅

(1)做肉饼和肉丸子时，一公斤肉馅放 2 小匙盐。

(2)做丸子按 50 克肉 10 克淀粉的比例调制，成菜软嫩。

292.做馒头

(1)做馒头时，如果在发面里揉进一小块猪油，蒸出来的馒头不仅洁白、松软，而且味香。

(2)蒸馒头时掺入少许橘皮丝，可使馒头增加清香。

(3)蒸馒头碱放多了起黄，如在原蒸锅水里加醋 2～3 汤匙，再蒸 10～15 分钟可变白。

(4)将少量明矾和食盐放入清水中，把切开的生红薯浸入十几分钟，洗净后蒸煮，可防止或减轻腹胀。

293.煮牛奶

牛奶煮煳了，放点盐。冷却后，味道更好。

294.烹调

烹调时，放酱油若错倒了食醋，可撒放少许小苏打，醋味即可消除。

菜太酸，将一只松花蛋捣烂，放入。

295.菜太辣

菜太辣，放些醋可减低辣味。

296.菜太苦

菜太苦，滴入少许白醋。

297.汤太咸

汤太咸又不宜兑水时，可放几块豆腐，或土豆片、番茄片到汤中，也可将一把米或面粉用布包起来放入汤中。

298.汤太腻

汤太腻，将少量紫菜在火上烤一下，撒入汤中。

299.花生米的保存

花生米用油炸熟，盛入盘中，趁热洒上少许白酒。稍凉后，再撒上少许食盐。放置几天几夜，都酥脆如初。

300.巧除菜籽油异味

菜籽油有一股异味，可把油烧热后投入适量生姜、蒜、葱、丁香、陈皮同炸片刻，油即可变香。

用菜油炸一次花生米，就没有怪味了。炒出的菜看香味可口，并可做凉拌菜。

301.使混浊油变清澈

炸完食物后的油留下一些残渣，并变得混浊，可将白萝卜切成厚圆片，用筷子把萝卜戳几个洞，放入剩油中炸，残渣会附着在萝卜片上，取出清除残渣，再反复放入锅中炸，混浊的油可变清澈。

302.炒菜的先后顺序

炒菜时，应先把锅烧热，再倒入食油，然后再放菜。

303.巧除食物中的腥味

当锅内温度达到最高时，加入料酒，易使酒蒸发，去除食物中的腥味。

304.熬猪油的方法

在电饭煲内放一点水或植物油，然后放入猪板油或肥肉，接通电源后，能自动将油炼好，不溅油，不煳油渣，油质清纯。

305.牛肉干的制作方法

原料配方：

瘦牛肉、食盐、酱油、葱、姜，各种调味粉。瘦牛肉 100 千克，食盐 2.5 千克，酱油 3 千克，五香粉 250 克，生姜 200 克，葱 100 克，茴香 100 克，陈皮 100 克，桂皮 200 克。

操作要点：

(1)选料及整理：最好选牛前腿和后腿的新鲜瘦肉，除去脂肪及筋腱，然后用清水将瘦肉洗净沥干，切成 3～4 厘米的方块。有条件的，可用肉嫩化剂或木瓜蛋白酶处理一下肉。

(2)水煮：将肉块放入煮沸的开水中，煮沸 30 分钟左右。煮时要用汤勺撇去汤面上的浮沫油垢，将肉捞出，切成肉片、肉丁或肉条。

(3)复煮：取一部分肉汤，加入所有配料，用急火将汤煮 5 分钟，然后改用文火，并将切好的肉投入锅内。煮时要用铲不断地、轻轻地翻动牛肉。待汤汁快煮干时，将牛肉取出。沥去汤汁。

(4)烘烤：将沥干的牛肉平铺于铁筛上，用烘炉或烘房烘干，烘烤时温度要保持 50～55℃。烤时要反复翻动，使牛肉干度均匀，不至于烤焦。烘烤 3 小时左右，即为成品。

306.蛋酥卷的制作方法

原料配方：

鸡蛋 3 千克，白砂糖 10 千克，饴糖 4 千克，富强粉 20 千克，麦淀粉 2 千克，植物油 4 千克，酵母 125 克，香兰素 250 克。

操作要点：

⑴打蛋：鸡蛋洗净、去壳，然后将蛋液、砂糖和饴糖一同放入打蛋机中搅打成均匀的蛋液。也可放入盆中，手持打蛋器或几支筷子，顺时针用力搅打。

⑵制糊：用少量温水溶解酵母，与富强粉、麦淀粉一同倒入上述蛋液中，搅拌成糊状，稀稠适度，再加入植物油、香兰素搅拌均匀。

⑶摊片、烘烤成型：在烤盘上刷好油，用勺子把蛋糊舀在烤盘上，摊至薄平，送入180℃的烤箱，待烤熟后切割成块，趁热用手卷成圆筒。也可用自制的双层铁板，将蛋糊夹在中间，在煤火上翻烤或直接用自熟式蛋卷机，操作简单。

⑷包装：待蛋卷充分凉透后，即可包装。特别应注意防潮，否则蛋卷吸潮而不酥脆。

第八章
科学饮食新观念

科学饮食新观念，提出了露卡素饮食方法，把三白食品划为有害食品，提出肥胖就是由高糖引起。倡导人们饮食要以肉、蛋、乳、鱼为主，其次是以硬果、坚果、绿色蔬菜为主要饮食来源。

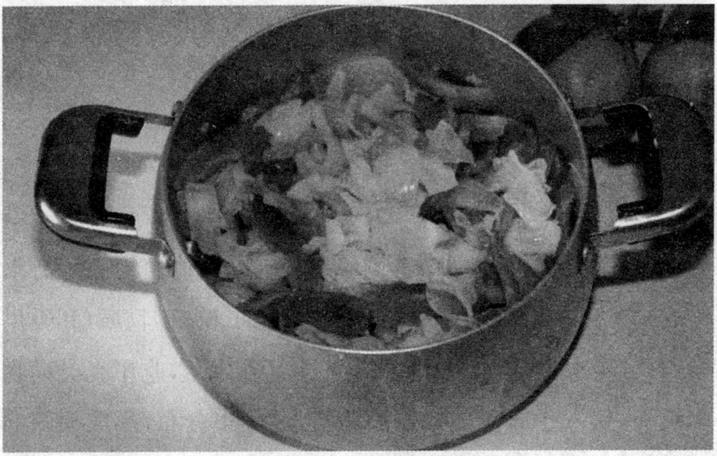

美国哈佛大学的专家学者在总结了美国人30年来在饮食方面所犯的错误，提出了露卡素饮食的新观念。

美国人在研究中发现，不合理的饮食在10～20年后准会致病。也就是说，如果一个人长期地饮食高糖、高热量的食物，10～20年后就会出现糖尿病。肥胖人在10～20年后就会出现高血脂、高血糖、高血压等慢性病，最终危害人们的身体，造成疾病。

美国人在此基础上，提出了饮食革命，营养革命。推翻传统的饮食观念和习俗，以新式的膳食结合造福人类——露卡素饮食新观念。

307.从维生素到露卡素

从18世纪中叶，因英国航海船员的坏血病而发现维生素C起，一个半世纪以来，科学家发现，人体大约必需50种营养素。

人体营养宝塔

1%碳水化合物	6%维生素和矿物质
15%脂肪	18%蛋白质
60%水	

308.人体与水

科学家认为，人类来源于海洋，所以人体的构成与海水接近：大约60%水、18%蛋白质、15%脂肪、6%矿物质(和维生素)、1%碳水化合物。我们的祖先生活在水边，吃甲壳类动物和鱼类，摄入了大量的必需脂肪酸，并集中分布，形成大脑的主要部分。同时，能够直立行走，失去毛发并形成一层皮下脂肪，这使得人类成为少有的容易肥胖的物种之一。

正常人体水占体重55%～65%，所以男人和女人都是水做的。人每天喝8杯水不算多，因为需要大量的新鲜水和补水。喝水不会出现眼袋。喝水越多，身体越不会水肿。水最能“降火”和“排毒”！

除了水，人体第二主要成分是蛋白质，占体重15%～25%。蛋白质是构成生命组织和肌肉的主要成分，由20多种氨基酸组成。其中有9种是人必需的（成人8种，婴幼儿另外必需组氨酸），因为人只能从体外吸收，不能体内自己合成。

人体的第三种主要成分是脂肪，约占我们体重的10%～20%，是细胞膜、肌肤和大脑等的重要成分。脂肪分为饱和脂肪酸（常温下固态）、单不饱和脂肪酸和多不饱和脂肪酸（常温下液态）。饱和脂肪和单不饱和脂肪可以产生热量，但不是必需营养素，人并非一定要摄取它们。

多不饱和脂肪酸中的亚麻酸和亚油酸是人体不能合成的，必须从体外吸收，所以叫作必需脂肪酸。必需脂肪酸在美肤、减肥和益智方面起关键作用。例如：亚麻酸可以衍生EPA和DHA，对智力发育和发挥起关键作用；亚油酸可以衍生GLA，经DGLA最终转化为1型前列腺素，可以帮助胰岛素工作，从而稳定血糖，控制食欲。

除了甲壳类动物和鱼类外，我们的祖先还从植物种子和坚果中吸收大量必需脂肪酸，形成了区别于别的动物的人类大脑神经系统和皮下脂肪。所以，鱼类海鲜和种子坚果是人类的老朋友，是我们身体最需要、最适应的食物。

脂代谢离不开维生素和矿物质,它们占体重的5%~7%。矿物质分为钙、镁、钾、钠等宏量元素,以及铁、碘、锌、硒、铬等微量元素。维生素包括B族和维生素C等水溶性维生素,以及维生素A、维生素D、维生素E、维生素K等脂溶性维生素。维生素和矿物质比重虽小,但作用巨大。它们在人体整个新陈代谢、平衡调节和体重控制中起着决定性作用,所以基本上都是必需营养素。

必需营养素不包括碳水化合物(化学名叫“糖”)。糖在人体只占1%左右。我们吃的甜食、面条和米饭到哪里去了呢?一部分燃烧掉,一部分转化为甘油三酯储存在体内。剩下少量的碳水化合物在人体内存在于血液(血糖)、肌肉(肌糖)和肝脏(肝糖)。当血糖不足时,由糖和肌糖(糖原)补充。但糖原的供应量仅300多克,能支持48小时左右,以后靠肝脏把脂肪和蛋白转化为糖。糖能提供热量,但不是营养素,人并非必需它。

309.人生离不开营养素

人体50种左右必需营养素:2种必需脂肪酸;9种氨基酸;13种以上维生素;17种以上矿物质。

总的来说,上帝赐予我们50种左右必需营养素!人离开母亲可以活,但离开它们中的任何一个,人就活不了!

这当中有近少一半的营养素,现代人大都不足。什么是亚健康?这就是亚健康,营养素不足。世界卫生组织的调查发现,全世界只有5%的人真正健康,20%的人有病,75%的人亚健康。

现代人普遍缺乏什么呢?缺乏必需脂肪酸,尤其是亚麻酸族(EPA,DHA)矿物质,包括钙、镁、铁、锌、硒、铬等;维生素,包括维生素 A、B 族维生素、维生素 C、维生素 E 等。

以矿物质为例，英国生物学家史蒂芬·戴维斯(Stephen Davis)在过去 15 年，分析了 6.5 万个血样、毛发和汗液样本，发现铅和汞等有害金属含量在增加，而镁、锌、铬和硒等矿物质则呈下降趋势。

总的来说，人体一方面需要维生素、矿物质等微量元素调节代谢和平衡，另一方面需要氨基酸、脂肪酸和碳水化合物等宏量元素提供组织和能量。

露卡素理念的基本思想是：无糖低碳，营养补充。无糖，是指食品中无蔗糖，无其他糖；低碳，是指食物中低碳水化合物和低血糖生成指数。营养补充，是指摄入或增补人体最缺乏的必需脂肪酸、维生素、矿物质等必需营养素。

310.从抗氧化到抗糖化

露卡素理念的更完整的表述是："低糖碳、高营养、抗糖化、抗氧化。"前面已经讲过，低糖碳就是低糖低碳，高营养就是补充营养。

抗氧化是指机体清除自由基，抵抗氧化损伤的能力。机体抗氧化作用是通过抗氧化剂来实现的。抗氧化剂具有显著的抑制氧化损伤，防止自由基攻击的作用。抗氧化剂分为酶类和非酶类。体内含有的酶类抗氧化剂有超氧化物歧化酶(SOD)、谷胱甘肽过氧化物酶(GSHPx)、谷胱甘肽硫转移酶(GST)和过氧化氢酶(CAT)。非酶类抗氧化剂包括必需抗氧化剂(维生素 A、维生素 C、维生素 E)和半必需抗氧化剂。

从天然植物化学中，科学家发现了千百种抗氧化剂，它们虽然不是必需营养素，但有极强的抗氧化作用，有的超过维生素几十倍，如：原花青素(OPC)。这些天然抗氧化剂有抗氧化酶(如SOD，辅酶Q10)、类胡萝卜素(如：β-胡萝卜素，番茄红素)和生物类黄酮(如：原花青素，茶多酚)等几大类。

311.抗氧化需要建立四道防线

第一道防线是防止化学污染，避免有害物质，尽量少吃药；第二道防线是控制热量摄入，最好吃七成饱；第三道防线是"抗糖化"；第四道防线是摄入或增补抗氧化剂。

什么是"抗糖化"呢？抗糖化，是指减少细胞蛋白质的糖基化(简称糖化)。抗糖化是个新概念，是指通过低糖低碳饮食来降低和稳定血糖水平，以便减少细胞蛋白质的糖化。长期高血糖会使细胞，如：红细胞中的胶原蛋白粘在一起(即糖化)，失去弹性，并产生大量自由基和氧化损伤。糖化，可以导致肌肤衰老和血管病变。糖尿病人的血管病变，在很大程度上是由于高血糖所致的糖化作用引起的。

312.淀粉有害，脂肪有益

露卡素健康饮食新概念：淀粉有害，脂肪有益。更确切地讲，精制糖和淀粉有害，天然油脂有益。

为什么呢?因为摄入脂肪不会影响血糖和刺激胰岛素分泌，所以血糖生成指数为零，不会产生糖化。而且天然油脂通常含有大量的脂溶性维生素和必需脂肪酸。相反，精制糖和淀粉只能产生糖化，而不能提供营养素。摄入蛋白质一方面可以产生部分糖化，另一方面可以提供氨基酸。

所以，从代谢综合征营养食疗的角度看，瘦身和降糖的最佳膳食是高脂食物，其次是高蛋白食物，最应该避免的是碳水化合物。

那么，普通人的最佳营养膳食是什么呢?是露卡素营养食品，包括鱼类海鲜、坚果种子、天然植物油、蛋类、肉类、绿叶蔬菜、低糖水果和全谷类，最好避免或控制精制糖和淀粉。

而在各种食物中，你是否知道：最佳的海鲜是深海鱼和虾；最佳的坚果是可可豆和澳洲坚果；最佳的种子是大豆和花生；最佳的根类是魔芋；最佳的蔬菜是西蓝花和大蒜；最佳的水果是樱桃和莓类。

20 世纪初，哈佛大学给人类带来了一份划时代的健康礼物！2001 年，哈佛大学发表了著名的健康膳食指南，提出了哈佛健康膳食金字塔(见下图)：

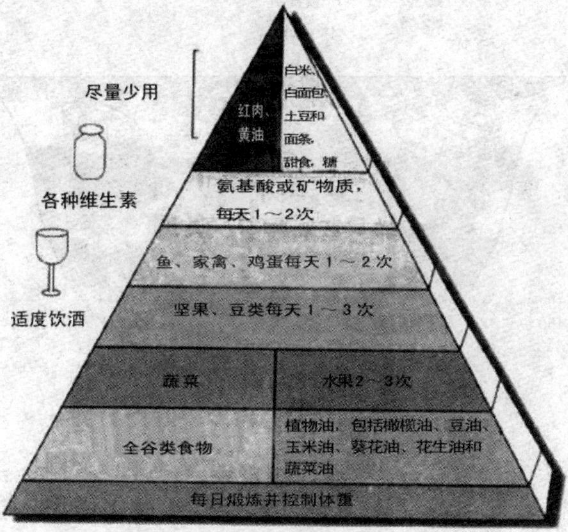

哈佛健康膳食金字塔

哈佛健康膳食宝塔把精制米面从美国农业部膳食宝塔的塔底放到了塔顶。也就是说，哈佛的科学家告诉我们：精制白米、白面包和面条等，不但不能作为主要热量来源（占55%～65%），相反这些也可以称为垃圾食品，需要避免或严格控制！

313.露卡素

什么是露卡素？这个营养学概念又是怎么来的呢？人体一方面需要维生素、矿物质等微量元素调节代谢和平衡；另一方面需要氨基酸、脂肪酸和碳水化合物等宏量元素提供组织和能量。

维生素概念是营养学史上的第一次革命，它主要告诉我们最需要什么微量元素调节机体代谢平衡。露卡素概念是营养学

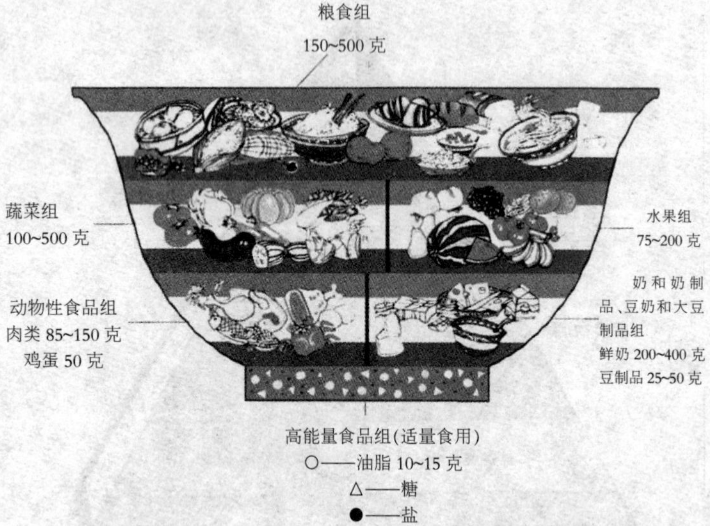

中国城市儿童食品指南金碗图（适合2～18岁的健康者）

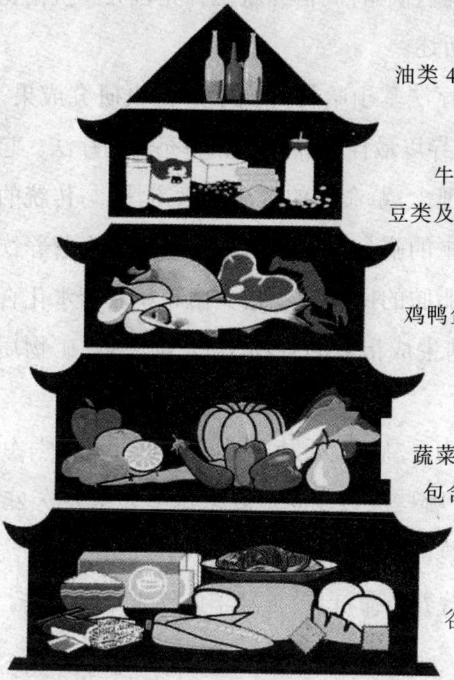

我国居民膳食结构图

史上的第二次革命，它告诉我们除了微量元素外，最需要什么宏量元素提供机体组织和能量。所以，和维生素一样，露卡素是关于营养素的概念。

露卡素概念的基本思想是："低碳、低糖，补充营养"。低碳的意思是低碳水化合物(low—carbs)，低糖是指低血糖生成指数(低 G1)。补充营养的意思是摄入或增补最缺乏的维生素矿物质等必需营养素。

露卡素概念的完整表述是："低碳糖，高营养，抗糖化，抗氧化”。低碳糖就是低碳、低糖；高营养就是补充营养。抗糖化和抗氧化的定义如前所述。

露卡素营养食疗法基于哈佛等大学的健康研究成果，以终生健康为目的，倡导以最佳营养代替和补充药物疗法。它是一种全新的营养学理念，革命性的健康饮食方法，与传统的低脂高碳水化合物为主的膳食有本质的不同。露卡素营养饮食倡导提高蛋白质和脂肪的摄入量，减少糖和精制碳水化合物的摄入量，吃低血糖生成指数的食物，补充维生素、矿物质和抗氧化剂。

从饮食宝塔结构看，底层大，上层小，使人一目了然，知道哪些食物应该多吃，哪些应该少吃。要求每个人每天吃 25 种左右食物，花样多、数量少，达到平衡，确保健康。

美国人提出的营养革命，已经推翻了此饮食结构宝塔。